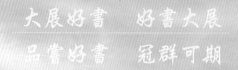

大展好書　好書大展
品嘗好書　冠群可期

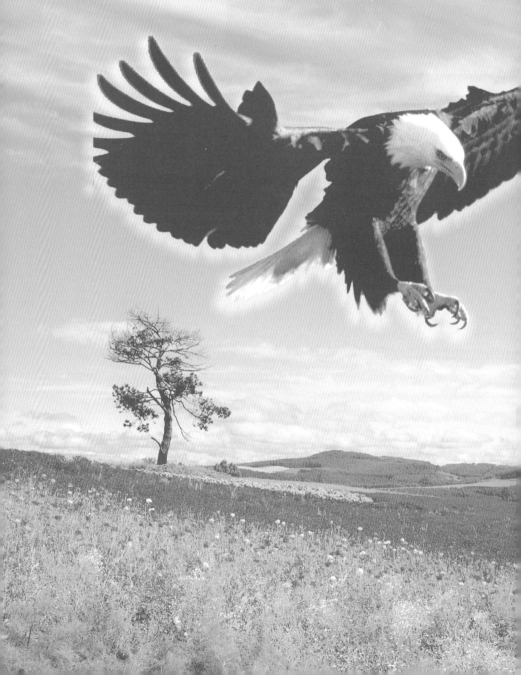

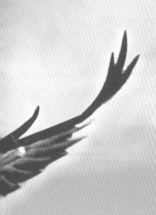

大展好書　好書大展
品嘗好書　冠群可期

壽世養生　37

二十四節氣導引

牛愛軍　著

品冠文化出版社

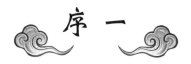

序 一

　　愛軍的《八段錦養生智慧》出版後，受到了廣大讀者的喜愛，半年三印，好評如潮，我由衷地感到高興。孟子說：「得天下英才而教之不亦快哉。」對一名教師來說，最高興的事情莫過於看到自己的學生術業有專攻，取得一個個長足的進步，成長為行業翹楚。時隔一年，愛軍的《二十四節氣導引》又將付梓出版，為他的勤奮點贊，更為他取得的又一個成果點贊！

　　「二十四節氣導引術」是流傳久遠、影響廣泛的道家經典養生術。在我指導的博士學位論文中就有一篇是以「陳摶二十四氣坐功」為例，探討功法動作與經脈運行的關係，並以此為切入點，梳理了道家養生功法的理論和技術體系。但愛軍此書另闢蹊徑，以娓娓道來的口語化敘事風格，將深奧的理論以淺顯易懂的形式呈現出來，脫離了學術話語的艱澀拗口，具有輕鬆閱讀的愉悅感。

　　另外，在節氣與動作的關係方面下了很多功夫，既要取材於「古已有之」的圖式，又要推陳出新編排動作並提供理論支撐，實在是大費腦筋；然縱觀全書已經較好地完成了這個任務，在尊重歷史的基礎上又賦予了各個動作以時代新意，將修身、養性、康復、療癒相結合，可以助力

傳統文化的復興和身體健康。

自明代以來，署名陳希夷的《二十四氣坐功導引治病圖》及《華山十二睡功》廣為流傳。陳希夷本名陳摶，字圖南，自號扶搖子，是五代末、北宋初年的著名道士，因宋太宗賜號希夷，故世稱陳希夷先生，著有《無極圖》《先天圖》《指玄篇》和《陰真君還丹歌訣》等，論述了內丹修煉及養性延命之術，在道教發展過程中具有重要地位和較大影響力。

《二十四氣坐功導引治病圖》，又稱《案節坐功圖》或《希夷坐功圖》，在明代高濂撰《遵生八箋》卷三和明代王圻、王思義撰《三才圖會》人事卷卷十中，均收錄了該圖。其中，《三才圖會》將其稱為《二十四氣修真圖》，它依據二十四節氣及十二經脈進行排序，各勢動作均以節氣命名，其內容首言運主何氣與何臟相配，次述坐功方法，末載主治病症。坐功內容包括按膝、捶背、伸展四肢、轉身扭頸等導引動作，同時還結合有叩齒、漱咽、吐納等養生方法。

關於陳摶二十四氣坐功的名稱衍化甚多，世人一般稱其為「二十四節氣導引術」，名氣雖大，但很多人是只聞其名卻不識廬山真面目，況且其文記載比較簡略，如「雨水」節氣的一個簡單動作，就可以治療「三焦經絡留滯邪毒、嗌乾及腫，噦，喉痹，耳聾，汗出，目銳眥痛，頰痛諸疾」等諸多病症。但是，為什麼會選擇這樣的動作、為什麼會產生這樣神奇的效果，原文都沒有說明。目前市面

上也出現了一些關於「二十四節氣導引術」的書籍，但大多只是單純描述動作，而忽略了動作與節氣的內在邏輯，愛軍的《二十四節氣導引》恰恰彌補了上述不足。此書內容充實、邏輯清晰、語言親切、動作簡單，我相信定會受到廣大讀者的喜愛和歡迎。

應愛軍之邀，倉促成文以為序。

中國武術九段
中國健身氣功九段

2019年春於滬上

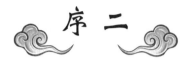

序二

　　愛軍是山東體育學院體育系一九九五級本科班的學生，1995年還是千軍萬馬擠獨木橋的高考局面，當時山東體院只有體育教育和運動訓練兩個本科專業，其中體教專業需要參加高考才能被錄取。九五級本科一共錄取了80名學生，高考成績普遍較好，學習積極性也較高，學習態度也很端正，我們師生關係也很融洽。

　　體教專業的本科生要上兩年半的專項課，愛軍等五名同學組成了武術專項班，我很高興成為他們的專項老師，系統教授了武術基本理論及傳授了各種拳術和器械套路。

　　愛軍學習認真、訓練刻苦，較好地掌握了很多傳統武術套路。課餘時間，愛軍特別喜歡讀書，山東體院的隔壁是山東師範大學，當體院圖書館不能滿足他的需求以後，愛軍經常去師大圖書館「博」覽群書，社會科學以外還讀了很多自然科學領域的著作，讀書之餘勤做筆記，幾年下來，竟積累了厚厚一沓，既汲取了知識又開闊了視野，也為他後來的學術生涯奠定了一定基礎。

　　時光荏苒，一晃愛軍本科畢業二十年了，這二十年來，他北上瀋陽工作、南下上海求學、又赴廣州深圳，從本科到碩士、博士、博士後，成長為業內較有名氣的專

家，但對我一直執弟子禮甚恭，雖不常見面，卻從不曾斷了音訊，每次見面噓寒問暖、鞍前馬後，始終保持著一顆赤子之心、尊師之情、感恩之懷、謙虛之態。

現在很高興看到愛軍又出版一部大作，特別是在他家庭負擔繁重、工作事務繁忙的情況下，還能集中精力、擠出時間寫出專著，真是不容易啊！這一方面說明愛軍有志並有樂於此，能從中探尋和體會到努力的樂趣；另一方面也說明愛軍厚積薄發，早已在此領域進行了默默的耕耘和思考，時機一來，水到渠成。

我認真閱讀了本叢書的第一冊《八段錦養生智慧》，市面上寫八段錦的書不知凡幾，但大多存在通常所說的學術研究中「兩張皮」的問題，即動作功用與文化內涵不相統一，但愛軍較好地將表裡融合成了「一張皮」，以傳統文化為支撐，以健身養生為基礎，以實例故事為說明，以導引動作為抓手，以實際效用為熱點，以簡單易行為方向，可讀性強、容易操作，既行其法更明其理，出類拔萃地成為一本暢銷書。

十年前，愛軍就和我談過本叢書的設想，並得到了人民體育出版社李彩玲編輯的大力支持，早早就在出版社確定了出版計畫。我和李彩玲編輯是大學同學，彩玲屢次對我誇讚愛軍做事認真負責、肯動腦子有想法。雖然古代已有「二十四節氣導引術」的流傳，但因古人多講其效用而未述其理，且圖示簡略，所以後世之人難以深入其中探究其理，故浮光掠影甚至異想天開的解讀較多，能打通古

今、技理兼備、融會貫通的著述則不多見。而愛軍此書較好地解決了此問題，因此我相信此書一定會受到廣大讀者們的喜愛。

愛軍請我為本書作序，一時憶往追今，草就成文，是為序。

王美娟

山東體育學院武術學院院長、教授

2019年3月于山東體育學院日照校區

前 言

　　《八段錦養生智慧》出版以來，受到了廣大讀者的喜愛。廣大讀者的厚愛讓我誠惶誠恐，如芒刺在背，在出版社編輯的鼓勵支持下，振奮餘勇，又寫了這本《二十四節氣導引》貢獻給大家，希望能夠繼續得到大家的批評指正。

　　「節氣」一直是中國人生活的組成部分，在平凡低調、不知不覺中已經陪伴著我們走過了2000多年的歲月。我的母親是農民，沒上過學，不認識字，一直到今天，她還是習慣於用農曆來記事、記日，對每一個節氣都熟諳於心，並以此來指導日常的衣物增減、飲食調配。節氣，早已內化在她的日常起居、生活習慣之中。

　　2016年「二十四節氣」被列入聯合國教科文組織公佈的「人類非物質文化遺產代表作名錄」，成為全體中國人都應該珍視的文化遺存。

　　《黃帝內經》上說：「人以天地之氣生，四時之法成。」《莊子·知北遊》上說：「天地有大美而不言，四時有明法而不議。」中國人歷來重視甚至尊重節氣，每一個節氣中都隱藏著天地運行的奧秘，每一個節氣中也隱藏著人體運行的軌跡。當中國哲學孜孜不倦地追求著「天人合

一」的境界時，當我們身心合一地體察著人天同構的奇妙時，別忽略了二十四節氣中也深藏著我們對生命的獨特認知。流傳於世的「陳希夷二十四節氣導引術」就是這樣一套將「節氣」「養生」「導引」「治療」等諸多知識融於一體的中國傳統體育。

師古但是不能泥於古，當時代的車輪滾滾向前時，我們一定要順應形勢地推陳出新，取其精華、去其糟粕，這樣才能夠批判地繼承中國優秀的歷史文化，為人類文明的進步做出應有的貢獻。

這是我們認識和對待中國傳統文化的基本態度，也是我們面對「二十四節氣導引術」時所應秉持的一個基本理念。所以我在撰寫此書時，不僅僅是參考了歷史上流傳的「陳希夷二十四氣坐功導引治病圖（以下簡稱『二十四氣坐功』）」的文字和圖式，做得更多的是深入探究了「二十四氣坐功」產生的根源和目的，深入思考了其廣泛傳播的歷史背景和社會需求，並在此基礎上，形成了我對「二十四節氣導引術」的基本認知：

第一，不能機械理解節氣與動作的對應關係，並不是到了某個節氣才相應地練習某個動作；節氣反映的是天地之氣變化的趨勢，節氣背後隱藏的規律才是我們練習動作的指導原則。

第二，不能機械理解古人所講的節氣、動作與治療之間的關係，不是在某個節氣練習了某個動作就能治療某種或某幾種疾病，要認識到生命的整體性、複雜性和系統

性，要堅信持之以恆地科學鍛鍊才能在最大程度上發揮人體「治未病」的功能。

第三，中國人歷來認為「天地是大宇宙、人身是小宇宙」，所以二十四節氣與二十四小時呈一一對應關係，既然天人相應，那一天之中在人身上自然也會有「節氣」的轉換，所以本書中所寫的動作並不是只有在節氣當天才可以練，而應是每天都可以練習（並不拘泥於每天的具體時刻）。

第四，本書中的動作參考借鑒了「二十四氣坐功」中所流傳的圖式，但這些圖式是單個的，動作講解也比較簡單，所以筆者結合了中國傳統養生導引術的理論和技術精華，對這些圖式進行了補充、完善，使之能夠更適應現代人的需要，並具有更強的可操作性。

第五，本書中的動作可以單獨練習，也可以組合練習，可根據自身需要及場地設施等不同條件靈活運用；在理解功理的基礎上可以酌情增刪難度或者增減動作。本書中的動作為一個開放式體系，歡迎各位感興趣的朋友一起探討其中蘊含的奧妙。

中國人歷來提倡「道不遠人」，大道一定是循行在日常當中，節氣是大道，導引是小術，但道以術顯、術以道彰，就讓我們在每天的導引動作練習中來體會天地之美、人體之美吧！

取天地之道，成一家之言。

期疑義相析，願美文共賞。

目　錄

冬至

一陽初生式

原文原圖：平坐，伸兩足，

　　　　拳兩手按兩膝，

　　　　左右極力，三五度。

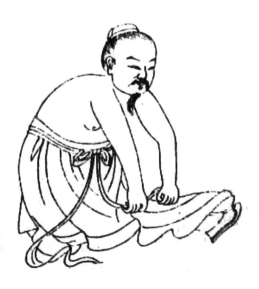

1. 冬至養陽氣

「冬至大如年」，這是中國人都知道的一句話，但是很多人不知道的是，古代中國曾把「冬至」這一天作為「年」，象徵著一年的開始，只是後來隨著歷史的演進，冬至和「年」才逐漸分開，「年」成了一個專門的節日。但是，民間卻一直留有「冬至大如年」的說法，並且有「吃餃子」的習俗，「餃子」就是「交子」，「交子時」的意思。

冬至，冬天來了，數九隆冬，一年中最冷的時刻來臨了，在這最陰冷的時候，陽氣也開始生長了，就像一天當中的子時，雖然最黑暗，但卻開始孕育光明。

冬至三候：「一候蚯蚓結；二候麋角解；三候水泉動。」傳說蚯蚓是陰曲陽伸的生物，此時陽氣雖已生長，但陰氣仍然十分強盛，土中的蚯蚓仍然蜷縮著身體；麋與鹿同科，卻陰陽不同，古人認為麋的角朝後生，所以為陰，而冬至一陽生，麋感陰氣漸退而解角；由於陽氣初生，所以此時山中的泉水可以流動並且溫熱。

五日為候，三候為氣，六氣為時，四時為歲。我國古代將「五天」稱為「一候」，所以一個節氣又被稱為「三候」。每個節氣的「三候」結合當時的氣候特徵，以及一

些特殊現象又分別起了名字，用來簡潔明瞭地表示當時的
天氣等特點。

　　冬至和子時一樣，都象徵著「一陽初生」，陽氣開始
生發了，從卦象上看，這是覆卦，最下面是一根陽爻，代
表著陽氣開始往上走，這也是古代曾將冬至這一天當作過
年的原因，也是本書把「冬至」節氣排在最前的原因。

2. 什麼叫作「守子時」

　　古代的修道之人習慣在子時靜坐，「八段錦」最初就是靜坐著進行練習的，什麼時候練習呢？「夜半時分，噓吸按摩，行所謂八段錦者」。這個「夜半時分」，指的就是「子時」！

　　古人子時練習八段錦，盤坐下來，首先要「閉目冥心坐，握固靜思神」。

　　我們都知道，打坐要盤起腿，為什麼盤腿呢？兩條腿一盤，不管是散盤、單盤還是雙盤，這兩條腿盤在一起就變成了一把鎖，鎖住的是人的精氣，使精氣不外泄。不光不外泄，還要讓精氣逆流而上。

　　佛家、道教、瑜伽都強調靜坐，從養生的角度看實質上講的都是「逆生長」這回事，透過盤坐，返精還腦，保持年輕態。

　　「冥心」就是排除雜念的意思，好像心已經不存在了。然後坐在這裡，在身心的放鬆和寂靜中，感受自身與天地融為一體。

　　子時是天地之間陽氣生發的時刻，天人相應，人的陽氣也是子時開始生發，但如果不用心去感受，就很難體會到這一點。

　　怎麼體會呢？就是要「冥心」，子時到來，陽氣生發，古人把這叫作「守子時」，或者「活子時」。能「守」才能「活」，才能讓生命的能量發展充沛。

　　當然，冬至打坐，並不是只侷限在冬至這一天，而是說冬至前後這段時間，天寒地凍，不方便外出鍛鍊，可以選擇室內打坐。就像《後漢書》上的記載：「冬至前後，君子安身靜體，百官絕事，不聽政，擇吉辰而後省事。」到了冬至，朝廷上下要放假休息，邊塞閉關，商旅停業，親朋各以美食相贈，相互拜訪，歡樂地過一個「安身靜體」的節日。

　　這就像子時打坐，也不是說到了晚上11點就準時盤坐，不能這麼機械地理解和執行，而是指11點左右，稍前、稍晚實際上並沒有多大影響。

　　對經常打坐的人來說，盤坐下來容易入靜，入靜則陽氣生，陽氣生即為「活子時」，更不用拘泥於時刻的要求了。

3. 打坐的具體要求

盤坐的時候，身體要稍稍向前，使重心壓在會陰穴的位置，而不是身體正好與地面垂直。如果身體與地面垂直，則重心壓在兩個臀尖，時間長了，臀尖會痛，打坐就難以持久。

盤坐在這裡，頭正、頸直，下頜內收，使兩腮微微下落，使得喉嚨通氣道變窄，呼吸氣流變細，這有一個專門的名稱，叫作「鎖住喜鵲關」。

頭正，頭上要能平放一本書。下巴內收，頭輕輕地往上頂，脖子放鬆，雙肩慢慢地向下沉，感覺自己的後背長寬了，腰和頭在垂直線上伸展，雙肩在水平線上伸展，就像是一個十字架，要輕柔地展開，不能太用力。（圖1）

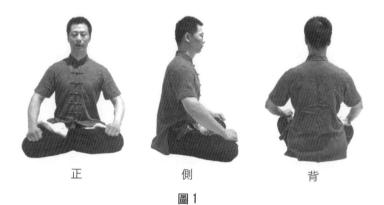

正　　　　　側　　　　　背

圖1

　　兩手握固。「握固」這個詞出自老子的《道德經》第五十五章，老子在這一章裡描繪了初生嬰兒的種種狀態，其中寫到初生的嬰兒：骨弱筋柔而握固。意思是說，初生的嬰兒筋骨很柔弱，但是小拳頭卻握得很緊，握得牢，拽都拽不開。

　　從此，這種手型就有了一個專有名詞，叫作握固。由於《道德經》在道教中的地位崇高，握固也因此成為道士修煉中較為常用的一個手型。

　　握固時，拇指要握在無名指指根，在道教的「十二地支手訣」中，無名指指根對應的就是「子」「子時」。

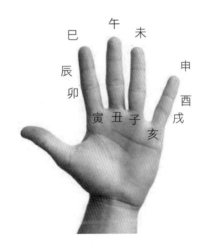

　　然後把兩個握固拳放在膝蓋內側。

　　輕輕地閉上雙眼，注意不要閉得太緊，要若有若無地留一條縫。

　　舌尖向上抵，抵在上牙根這個位置。這樣舌頭就把口

腔堵住了，呼吸就只能用鼻子來進行，鼻吸鼻呼。

　　盤腿以後，人體的氣血會往上走。平時氣血往周身走比較困難，但盤起腿以後人體就形成了環路，就能夠把氣血運行到周身。

　　坐下來，身形中正，要做到「三挺」：**頸宜挺、脊柱宜挺、肋骨宜挺。**

　　頸挺則頭部正直，精氣貫頂；脊柱節節挺直，則氣貫全身，通達關節，布於四肢百骸；肋骨向上微挺，則根根肋骨張開，胸廓平闊，五臟器官各得其正位，不受壓迫，自然氣生神生、氣活神活。

　　不光是靜坐的時候要「三挺」，平時人在行走、活動時也要養成隨時隨地保持「三挺」的好習慣。

4. 如何站樁

俗話說：**百練不如一站**。怎麼站？就是要「三挺」。學生來跟我練習，首先學的也是「站」。

有學生說：誰不會站呀？都站了幾十年了。我說你那個站和我這個站不太一樣。

首先，腳下要生根，把全身的重量平鋪在雙腳上。

其次，以腰際命門穴為界，命門穴以下一直往下鬆沉，命門穴以上一直往上提升。

再次，下頜內收、收腹鬆腰、沉肩虛腋、鬆膝鬆胯，體會鬆緊的結合。

最後，調整身形、呼吸和意念，使人三調合一，達到忘我的境界。（圖2）

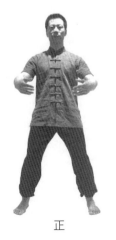 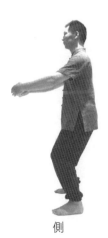

正　　　　圖2　　　　側

平時總能看到一些練習者在打太極拳的時候，弓腰駝背、頭往前探、跪膝聳肩，長期這樣練習，不但不能健身，反而有礙健康。

「三挺」，講的也是**太極拳行拳走架的要求**。

人體可以分為上、中、下三盤，分別是上肢、軀幹和下肢。上、中、下三盤各有一個關鍵之處，下盤挺膝，中盤挺腰，上盤挺頸。這三挺，其實可以看作「虛領頂勁」總要領在人體三盤的具體體現。

三挺也可稱之為三領，虛「領」頂勁，就像掛起一件衣服，只在最上面受力。練拳時，體會力從腳生，向上傳遞，沿小腿、腰脊、頸項三個關鍵點，把人體輕輕地挺起來。

5. 為什麼要「坐有坐相、站有站相」

俗話說：「坐有坐相、站有站相。」不管是坐還是站，都要挺腰、直背、正脊柱。脊柱保持正常狀態是人體植物神經發揮功能的基本條件；一旦脊椎體發生移位，壓迫周圍肌肉，韌帶組織緊張，就會直接影響通過的神經，間接影響神經供應的末端器官、肌肉或腺體，從而導致人體的疾病叢生。

人類在直立行走以後，頸椎、胸椎和腰椎、骶椎開始由水平排列形成垂直排列，逐漸形成腰曲和頸曲，這種疊羅漢式的垂直排列方式無疑增加了底層脊椎的負荷，並使得頸椎與胸椎、腰椎與骶椎之間更容易勞損和受傷（因為胸椎和腰椎之間相對運動較少，所以情況要稍微好一點），一旦脊椎之間造成錯位，更加容易使脊椎內的神經和脊椎外的韌帶、肌肉等組織造成緊張或壓迫，同時也會造成骨骼之間的非正常摩擦，這是骨質增生的重要原因之一，而增生的骨質又會對其他肌肉、神經或韌帶組織造成影響。

不良的生活習慣容易造成一邊肩膀高、一邊肩膀低，實際上就是**脊柱不正**。叵怕的是，基本上我們人人都是脊柱不正，只是輕重程度上有區別而已。所以不管是坐還是站，都要把脊柱調正，都需從挺腰、直背、收下頜開始做起。

6. 動作導引

　　打坐之前，需要活動舒展全身的關節、經絡，然後坐在墊子上。

　　臀部壓實地面，兩腿併攏，雙膝伸直，腳趾朝上，腳後跟向前好像蹬在一堵牆上面，以加強雙腿的拉伸感。膝蓋向大腿上方收縮；上身與雙腿垂直，脊柱挺直；收腹（感覺肚臍向脊柱收縮），下頜內收；雙肩下沉，胸部舒展；雙手按於身體兩側，手心向下，手指向前。目光平視。（圖3）

　　隨著吸氣，手臂向上伸直，拉伸腋窩；雙腿伸直，膝蓋繃緊；保持1或3次逆腹式呼吸（逆腹式呼吸的詳細要

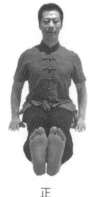
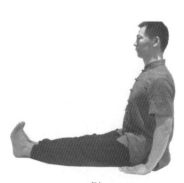

正　　　　　　　　側

圖3

求請見《八段錦養生智慧》，以下所述呼吸，如無特指，
皆為逆腹式呼吸），不要憋氣。（圖4）

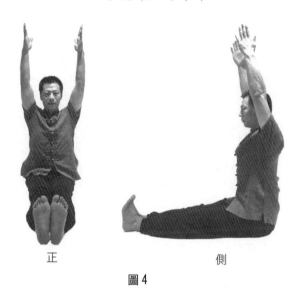

正　　　　　　　　　　側

圖4

接著，兩手下落，握住腳掌，背部伸直，腹部收緊，
下頜上抬。目視前上方。保持1或3次呼吸。（圖5）

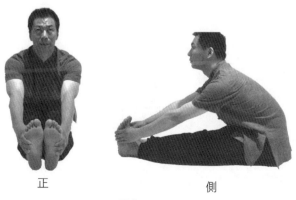

正　　　　　　　　　　側

圖5

然後鬆開雙手，兩手握在兩膝上，低頭目視腳尖。繼續保持1或3次呼吸。（圖6）

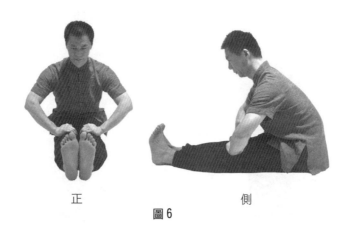

正　　　　　　　側

圖6

鬆開雙手，兩掌按於體側，坐直身體。目光平視。（圖7）

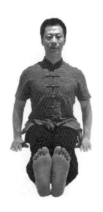

圖7

最後，鬆開雙手，轉動腳踝，屈膝成盤坐，雙手握固，置於膝上。散盤、單盤、雙盤皆可。（圖8）

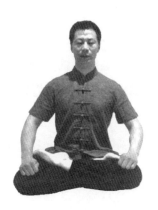

圖8

坐多久呢？以一組呼吸（一吸一呼為一次，一組為10次）為單位，默數呼吸的次數，重複一組又一組。可能有朋友會問，默數次數，沒有辦法默數組數，不知道做了多少組怎麼辦？

可以播放背景音樂，音樂的時間設定好，這樣就能控制大致的練習時間了。

當然，這種方法一般是用在初學者身上，隨著盤坐功夫的加深，慢慢可以去掉背景音樂。

盤坐結束以後，慢慢伸直雙膝，再把上面的動作重複一遍。然後慢慢站起，緩緩走動，恢復常態。

7. 打坐後的放鬆和打坐的好處

　　民國時期的著名學者蔣維喬先生，同時還是一位知名的養生家，他專門講過**盤坐後的放鬆活動**：

　　坐畢以後，應開口吐氣十數次，令身中熱氣外散，然後慢慢地搖動身體，再動肩胛及頭頸，再慢慢舒放兩手兩腳，再以兩大指背互相摩擦生熱以後，擦兩眼皮，然後開眼，再擦鼻頭兩側，再以兩手掌相搓令熱，擦兩耳輪，再周遍撫摩頭部及胸腹、背部、手臂、足腿，至足心而止。坐時血脈流通，身熱發汗，應等待汗乾以後，方可隨意動作，這是坐後調身的方法。

　　蔣維喬先生寫過一本暢銷書《因是子靜坐法》，這是一本從民國一直暢銷到今天的養生書，書中講了盤坐的種種神奇的健身功效。很多人因此書而受益，所以我也推薦朋友們練習盤坐。

　　有位中老年朋友，因車禍造成嚴重的腦外傷後遺症，並繼發糖尿病、周圍神經炎，經常頭昏頭痛、耳鳴、失眠、咳嗽、咯血，時常昏倒、抽搐，四肢麻木無力，形體極度消瘦。住院治療一年，病情有所好轉，但昏倒、抽搐還時常發生，每當昏倒抽搐一次，精神就愈加頹廢，心中更加悲觀。

　　經人介紹，這位朋友跟我進行練習，一開始只能站立幾分鐘，就體力不支，只能盤坐，但是堅持不了多久，注意力也難以長時間集中。我讓他把注意力放在呼吸上面，用心感受呼吸的一進一出。

　　第一次練習結束，他就覺得心情平復了很多，全身微微出汗，渾身上下有一種難以言說的愉悅。每天練習，堅持了半年，他的身體奇蹟般康復了，糖尿病雖然沒有得到根治，但全身狀況良好，既能堅持繁忙的工作，也能爬山涉水了。他的主治醫師連呼不可思議。

　　當代著名的養生專家李謹伯李老講過這樣一件往事：

　　李老的一個老師在41歲時被定性成「歷史反革命」，還得了肺結核，又有五更瀉，天一亮就拉肚子，遺精不止。

　　一位老中醫就介紹他去修道，說吃藥不靈了，你去找一個姓張的人，他當過道士，有一個針灸所。

　　張道士就跟他說，要治你的病，先得盤腿才行，你有沒有問題？他哪盤得了啊，單盤都不行。李老的這位老師一狠心，就拿繩子打個結，挎在脖子上硬盤，這麼一來，身體就不會倒了。

　　張道士讓他坐一個半小時，結果他一口氣盤坐了四個半小時，疼得暈過去了，穿著的棉襖可以擰出汗水來。醒過來後，他展不開腿啊，張道士一點點幫他掰下來。他當時下地走的時候，覺得自己怎麼這麼輕啊？從診所到家裡有11里地，去的時候他騎自行車，回來下雪了，自行車

不能騎，他就硬是這麼走著回去的。

第二天，他就沒有拉稀了，一個禮拜以後，他就不再遺精了。過了一個半月，肺癆已經鈣化了，所以他就信了，就開始研究這個問題。

為什麼盤腿的效果這麼好、這麼大呢？

盤腿的第一個作用就是防漏。精氣要是化為精液漏掉了，連「藥」也沒法採了，還談什麼煉內丹啊！如果是煉內丹、求長壽、治大病的話，那就非得盤腿不可。

雙盤盤得緊啊，它會自動地越盤越緊，防漏的效果也越好。但如果你是剛開始修道，不一定非雙盤不可，你可以單盤，也可以散盤，慢慢做到雙盤。

小寒

展體側拉式

原文原圖：正坐，

一手按足，一手上托，

挽手互換，極力三五度

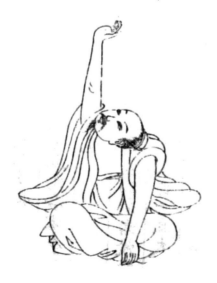

1. 積蓄陽氣，打好根基

小寒這個節氣，陽氣已動，雖然還是天寒地凍，但是大雁已經開始返鄉，喜鵲開始築巢，動物們已經開始迎接春天的行動了。所以中國古代將小寒分為三候：「一候雁北鄉；二候鵲始巢；三候雉（ㄓˋ）始鴝（ㄑㄩˊ）。」古人認為候鳥中大雁是順陰陽而遷徙，此時陽氣已動，所以大雁開始向北遷徙；此時北方到處可見到喜鵲，喜鵲感覺到陽氣而開始築巢；第三候中「鴝」為鳴叫的意思，雉（俗稱野雞）在接近「四九」（從冬至之日起，進入「數九」；一九至四九正好經歷了冬至、小寒、大寒，是冬天裡最冷的一段時間）時會感受到陽氣的生長而鳴叫。

冬至養陽氣。小寒則要繼續蓄養陽氣，使陽氣儲存得更多、更豐富，如此一來，陽氣才能開始萌發，就像冬天裡的麥苗，覆蓋在大雪下面，天寒地凍，彷彿停止了生長。其實，麥苗正在嚴寒中積蓄力量，悄悄生長呢！

如何積蓄陽氣呢？要入靜，在靜中使陽氣萌發、生長，像麥苗一樣向上生長，但是，向上生長的前提條件是麥苗的根要紮得深，根紮得越深，苗才能長得越茁壯。

這和蓋房子是一個道理，樓房起得越高，地基就要打得越深。「樁」就是地基裡面的柱子，起到支撐房屋的作用。

2. 深則蓄，蓄則伸

天津博物館藏有一件玉器，十二面棱柱狀體，中空，頂端未透，所以後人猜測這是一件杖首，套在手杖的最頂端，日日撫摸，應當是主人很心愛的一件寶物，並作為主人去世後的隨葬品流傳至今。

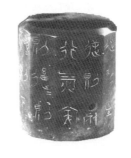

這件玉器刻有45的個字。

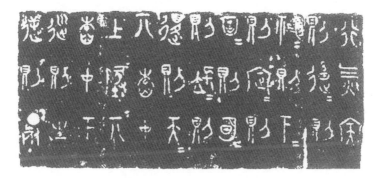

著名學者羅振玉先生把玉器上的字收在《三代古金文存》第20卷第49頁，全文為：「行氣，深則蓄，蓄則伸，伸則下，下則定，定則固，固則萌，萌則長，長則退，退則天。天幾春在上，地幾春在下。順則生，逆則死。」

　　文史大家郭沫若在《奴隸制時代》一文中把上述這段話解釋為：

　　「這是深呼吸的一個回合。吸氣深入則多其量，使它往下伸，往下伸則定而固；然後呼出，如草木之萌芽，往上長，與深入時的徑路相反而退進，退到絕頂。這樣天機便朝上動，地機便朝下動。順此行之則生，逆此行之則死。」

　　這是古人練功養生的切身體會啊！

　　小寒就是「深則蓄，蓄則伸」的一個過程。

3. 建立身心連結的方法——站樁

在蓋房子的時候，要想基礎打得牢，就一定要「打樁」。同樣的道理，在練功過程中，也要讓人的精氣「深則蓄，蓄則伸」。如何達到這一目的呢？可以施行「站樁」。

古人說：「靜極則動。」在練功的過程中，透過站樁，讓陽氣蓄而深，深深地紮根，然後讓練習者體會到陽氣的伸展。

站樁的姿勢和方法有很多，這裡介紹**無極樁**。

兩腳自然分開，兩腳內側與肩同寬，兩腳平行，身體重心均勻落在兩腳掌的中間，膝蓋微微放鬆，收腹鬆腰，保持脊柱向上伸展，雙肩下沉，頭正頸直，下頜內收，垂簾或目光內含；舌抵上齶，鼻吸鼻呼。兩腋下張開，兩臂自然伸直，手掌舒展，手指斜向下。（圖9）

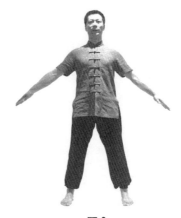

圖9

隨著每一次吸氣，感覺脊柱在向頭頂伸展，一直觸碰到天花板。

隨著每一次呼氣，感覺雙手在向下伸展，一直觸碰到大地。

隨著每一次吸氣，肚臍內收。

隨著每一次呼氣，肚臍放鬆還原。

把注意力放在呼吸上面，深深吸來緩緩吐，感受隨著呼吸，腹部一起一落，同時，脊柱向上延展，雙手向下伸展，身形也變得越來越高大。

在靜靜地站立中，用心去細細地體會身體每一個部位的每一個細微的變化。從雙腳開始，感受腳掌平鋪在大地上，身體重心均勻地分佈在雙腳上；然後慢慢地向上去體會小腿、膝蓋、大腿、臀部、腹部、腰部、胸部、背部、肩部、手臂、頸部、頭部等身體各個部位的放鬆。

國人常說的體會、體驗、體證、體察、體悟等，都是在強調用身體去感受，而不是用大腦去判斷。在日常生活中，人們習慣了用頭腦來判斷一件事情或者一件事物有多大價值，在這裡，身和心往往是割裂開的。

現在我們施行站樁，在靜止中，讓心與身重新建立起（可能被中斷的）連結。

在站樁時，在默念身體各個部位放鬆的過程中，你會發現，身心最容易產生連結的部位是雙腳、雙手、小腹和頭部，因為這些部位是我們最熟悉、最經常使用的部位，所以，如果感到心靜不下來，可以把意念集中在湧泉穴、

勞宮穴、肚臍或者兩眉之間，這樣容易讓身心合一，使人的情緒放鬆、意念集中，使人進入安靜、祥和的境地。

目前所知，宇宙間最高級、最精密的儀器就是我們的身體，雖然我們的頭腦已經很發達，發達到能夠製造出飛船，可以登上月球，但是，哪怕是一根頭髮、一節指甲我們也製造不出來。

身體作為一台高級機器，日夜運轉，對於身體每天不知疲倦地工作，我們早就習以為常了，如果哪天身體不舒服了，我們這才會發現原來身體這台機器出故障了。

小孩子都是說哭就哭、說笑就笑，他們的身體最誠實地反映了心靈的變化，但是隨著年齡增長，隨著學習的社會規矩越來越多，身心之間的分裂也越來越明顯，所以老子說：「為學日益，為道日損。」意思是身心合一的「大道」由於「家長、老師、權威、社會等的教誨」，最終變成了身和心的二元對立，也就是人們常說的一句話──「戴著面具生活」，內心的真實情感不再由身體來表達，身或者心，總有一個方面處於被壓抑的狀態。

我有一位男性學生，是政府機關的處級幹部，他的工作能力很強，把每一天的工作都安排得滿滿當當，一件事接一件事，看上去很充實，可是近半年來，他自己卻感覺睡眠品質變差，沒有胃口，口腔還經常長潰瘍，雖然他一直堅持每天快走5公里，可是卻總感覺有氣無力，身體每況愈下。

根據我對他的瞭解，我知道是因為他的壓力太大，並

且無法排解，所以就由他的身體表現出來種種狀況。他自己也承認，不管是對上還是對下，都不能發脾氣，喜怒不形於色，有了負面情緒，如暴躁、焦慮等，就進行自我安慰或者轉移注意力。

他以為負面情緒沒有了，其實只是在他的心裡藏得更深了而已。當這些負面情緒需要宣洩的時候，找到了一條途徑，就是身體，表現就是讓身體生病。

我指導這位學生站樁，讓他把注意力集中在呼吸上，一呼一吸為一次，十次呼吸為一組，在呼氣的時候默數數字，從一數到十，注意呼吸放鬆綿長。在站樁的過程中，去感知身體的每一處，感知每一處的每一個細小的變化。

學生說，剛開始站樁的時候，腦子裡根本就靜不下來，各種念頭紛至杳來。我告訴他：「來者不拒，去者不留。雜念產生很正常，守住呼吸，不用管各種各樣的念頭，任其來去。」

學生還說，一些不愉快的事情和情緒也浮上心頭。我告訴他，不要逃避，正視這些負面情緒，接受它們，它們本來就是生命的組成部分。學生慢慢地放鬆下來，雜念如白雲，任它來去，心情平靜了下來，腳下漸漸也生了根，能夠用心去感受身體的每一個部位。

經過一段時間的練習，學生告訴我，他的身體和心理都發生了很大的變化，心態變了，看待問題的角度也隨之改變了，工作和家庭關係更和諧了，工作更得心應手了。

🌀 *4.* 動作導引

　　不光站式練習可以萌發陽氣，坐式也是一樣。

　　經過冬至的「養陽」，到了小寒，陽氣要「萌發」。在坐式的練習中，要用心去感受身體每一個部位的放鬆、收緊，在一鬆一緊中感受氣血的循環和陽氣的萌發。

　　盤坐，兩手合掌立於胸前，目光內含；分掌下落，向右側擺起，右臂自然伸直，左臂屈肘，兩臂平行，與肩同高，目視右側。（圖10、圖11）

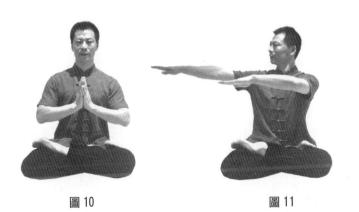

圖10　　　　　　　　　　　圖11

　　右臂上擺至右肩上方，手心向上，手指向左；同時左掌下落按於左腳上；頭部轉正；然後右臂繼續向左側伸展，左掌下按，同時轉頭，目視左下方。保持1或3次呼

吸。（圖12、圖13）

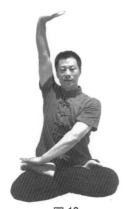

圖 12

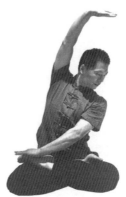

圖 13

　　右臂向右側下落至與肩平，左臂屈肘置於胸前，兩臂平行，目視右側；然後兩手合掌收於胸前，目光內含。（圖14、圖15）

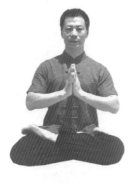

圖 14

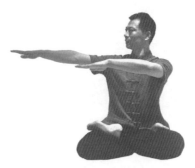

圖 15

　　右側動作與左側相同，唯方向相反。一左一右為一遍，重複5或7遍。

大寒

仰身舒展式

原文原圖：兩手踞床，跪坐一足，

直伸一足，

用力左右三五度。

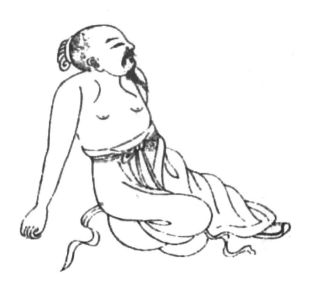

1. 陽氣的萌發
——手指和腳趾動起來

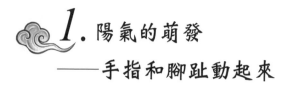

大寒，顧名思義，就是極寒的意思。中國古代將大寒分為三候：「一候雞乳；二候征鳥厲疾；三候水澤腹堅。」是說大寒節氣母雞感受到陽氣的來臨，可以產蛋了。征鳥指的是鷹隼等猛禽，這類猛禽盤旋於空中到處尋找食物，以迎接春天的到來。這時候河冰凍結，鼓起如腹，雖然堅硬，但是馬上就要消解了。

中國文化的主體是「天人合一」「天人相應」，到了大寒節氣，雖然天氣寒冷，但是大自然積蓄的陽氣卻在悄然萌動。對一個練功者來說，如何體會陽氣的萌動呢？

可以採用扶按樁和扳指功。

【扶按樁】

下坐屈膝，頭正頸直，身體中正，兩手按在身體兩側，就像一個人坐在椅子上，兩手放在椅子的兩個把手上面。（圖16）

目光內含，目視鼻尖，舌抵上齶，鼻吸鼻呼；感覺頭頂的正中央好像有一根繩子繫在頭髮上，把整個人提了起來，同時沉肩、虛腋。

兩腳平鋪在地面上，身體重心均勻地落在兩腳上。

調整呼吸，隨著每一次吸氣，感覺整個人隨著頭頂的繩子在向上伸展，隨著每一次呼氣，感覺雙肩下沉、雙腳

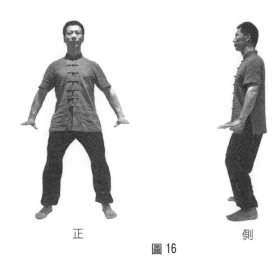

正　　　　　　　　側

圖 16

踩實大地。

　　隨著每一次吸氣，腹部內收；隨著每一次呼氣，腹部放鬆還原。

　　【扳指功】

　　扶按樁，手指朝前，手心向下，五指自然伸展。

　　然後，屈食指的指掌關節，但食指的指間關節要保持伸直，慢慢地壓下食指；保持3個呼吸，然後食指慢慢抬至略高於原位後復原。（圖 17）

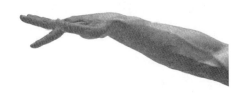

圖 17

　　同時，兩腳的第二腳趾相應地向下按壓、放鬆，保持和食指同樣的動作。保持一個呼吸。然後，依次是無名指、拇指、小指、中指，同時腳趾也做相應的動作。手指和腳趾下壓的速度要緩慢，持續地用力。

　　俗話說：十指連心，手是第二個大腦，腳是第二個心臟。在人類進化史上，正是因為雙手的解放，才刺激了人類大腦的增長，最終產生了現代人類。

　　有一位女性學員跟我學習氣功，這位學員還不到60歲，但是曾經有過輕微中風，雖然康復得挺好，但是有高血壓、高血脂、高血糖，體形也偏胖。醫生警告她，飲食要清淡、運動要規律。其實她一直很注意飲食，也堅持有規律的有氧運動，如快走、登山，可是各項指標就是降不下來。

　　我教她練習扳指功，首先讓她施行扶按樁來體會放鬆、入靜的感覺，讓她慢慢地、一點一點地去感覺身體的每一個部位，感受呼吸時腹部的一起一落，感受身體鬆沉而又挺拔的感覺；然後，讓她手指和腳趾相應地一緊一鬆、一落一起，呼吸和動作相互配合，注意力慢慢地集中在手指和腳趾的動作上面，並時刻提醒她注意呼氣，長呼、隨吸，自然吸氣，覺察呼氣時的身體變化。

　　這位學員反映，感覺自己進入一個很放鬆的境界中，雖然動作幅度不大，但是身上熱乎乎，特別是手指、腳趾很有溫熱感，練完了才發現身上出了很多汗，不過不覺得累，而且精神很健旺，眼睛也特別明亮。練了一段時間以

後，各項指標都有了顯著的下降。

學員心裡特別高興，每天覺得精神飽滿，爬山、快走、慢跑，腿腳的力氣更足了，更重要的是，身體裡散發著運動的渴望，不是為了運動而運動了，是運動成了身體用來表達喜悅的方式。

2. 靜以養精，精足而動

我平時經常見到這種情況，一些上班族下了班以後，很勞累，無精打采，卻硬撐著去鍛鍊；有一些中老年人也是這樣，感覺身體乏力，精力不濟，卻還要去跳舞、遛彎（散步）等。

遇到這種情況，我都是建議他們以「靜養」為先，不是不動，是要「靜動」，在「靜」中「動」。這麼做的目的是為了積累「精氣神」，大家看小孩子每天蹦蹦跳跳，從來也不覺得累，大人想按住他們也按不住，為什麼呢？精氣神足！自然而然地他們就要跑、就要跳。而人老了以後呢，即使每天坐在那裡，也覺得精神不夠用，想動也沒力氣，這是因為精氣神不足了。

所以，重點不是動與不動，而是能不能自覺自願地去「動起來」！

所謂「靜極而生動」，氣血充足的身體，自然而然地

就要動起來。那氣血不足的身體呢？應該養氣血，而不是盲目地進行大運動量、大強度的運動。

平時我接觸到很多喜歡鍛鍊的中老年朋友，他們的鍛鍊熱情那可不是一般的高，早上5點出來鍛鍊，晚上9點才回家，比職業運動員的訓練還要刻苦。在我看來，這不是在鍛鍊，這是在「耗」，耗精、耗氣、耗神，容易造成「內虛」。

要自覺自願、像孩子一樣的動起來，就要身體裡精氣神充足，特別是對老年人來講，先養好精神，精足氣滿，自然而然地就會健步如飛、步履輕快。

3. 動作導引

在跪坐的練習中，我們如何
感受陽氣的萌動呢？

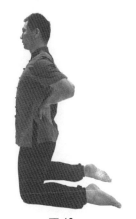

兩膝著地成跪立姿勢，分開
兩膝與肩同寬，上體立直，雙手
放在兩後腰上，手心向裡，手指
向下，目光平視。（圖18）

圖18

兩手慢慢前推，腹部向前，胸口慢慢轉向上，目視前
上方。（圖19）

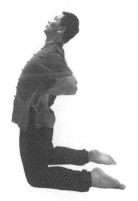

圖19

　　兩手順著臀部向下，按在兩腳後跟上，保持腹部向前、胸口向上，抬頭，目視前上方。保持3或5次呼吸。（圖20）

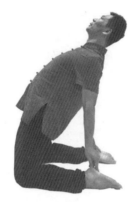

圖 20

　　身體放鬆，目光平視，兩手下落在兩腳跟上，手指向前，手心向下，臀部坐在兩腳之間。（圖21）

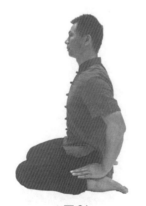

圖 21

　　兩掌置於臀部後側壓實地面，腹部向上，保持身體和大腿成一條直線，目視前上方。（圖22）

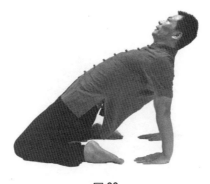

圖22

　　抬左腳向前，腳掌壓實地面，左膝伸直，左腿和身體保持一條直線，抬頭，目視前上方。保持3或5次呼吸，體會身體收緊的感覺。（圖23）

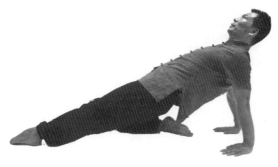

圖23

　　臀部落回地面，左腳收回，還原成跪坐姿勢；然後成
跪立姿勢，兩手置於後腰，目光平視。（圖24～圖26）

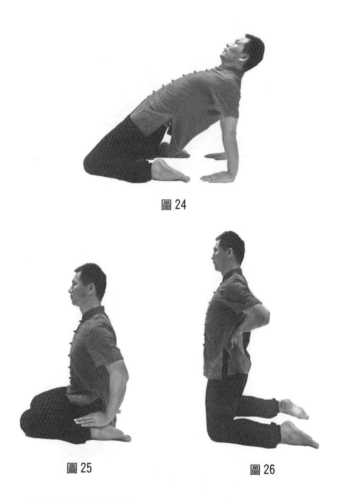

圖24

圖25　　　　　　　　圖26

　　右側動作與左側相同，唯方向相反。一左一右為一
遍，重複5或7遍。

立春

陽氣萌發式

原文原圖：疊手按髀，轉身拗頸，

左右聳引，各三五度。

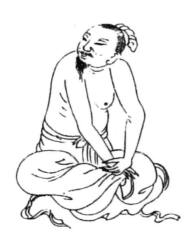

1. 生發的節氣

　　立春被分成三候:「一候東風解凍;二候蟄蟲始振;三候魚陟(ㄓˋ,上升的意思)負冰。」說的是東風送暖,大地開始解凍,再過五天,蟄居的蟲類慢慢在洞中蘇醒;又過五日,河裡的冰開始溶化,魚開始到水面上游動,此時水面上還有沒完全溶解的碎冰片,如同被魚馱在背上一般浮在水面上。

　　幾千年來,立春都是中國人極為重視的一個節氣,上至天子,下至庶民,在這一天都要舉行各種各樣的活動,以示對天命的敬畏,對農事的重視。

　　《黃帝內經》上說:冬三月,此謂閉藏。在冬季裡,水面結冰,大地凍裂,所以人不要擾動陽氣,要早睡晚起,要等到日光出現再起床,這是順應冬氣、養護人體閉藏機能的法則。

　　經過了一個冬天的閉藏,春天生發的時刻終於來臨了!

　　春天在五行屬木,樹木在春天開始長出綠葉、抽出新枝,這是生發之象,所以五行對應五化,春天主生。

　　五行:木　火　土　　金　水
　　五化:生　長　化　　收　藏
　　五季:春　夏　長夏　秋　冬

2. 打開胸腔和兩脅

立春時節，人的身體也要舒展，首要的就是打開胸腔和兩脅。

胸腔裡的十二對肋骨像十二層樓台一樣，層層累積在一起，這叫作「十二重樓」。唐代詩人呂岩寫了一首很有名的論述修煉的詩——《七言》，詩中有這樣一段話：

十二樓臺藏秘訣，五千言內隱玄關。

方知鼎貯神仙藥，乞取刀圭一粒看。

割斷繁華掉卻榮，便從初得是長生。

十二樓臺又名十二重樓，還可以細分為小重樓、大重樓，小重樓指頸部的氣管軟骨，大重樓就是指十二對肋骨。

一般所說的「十二重樓」，包括了「大小重樓」。生命存在於呼吸之間，修煉的氣機就在十二重樓中流傳，所以十二重樓被稱為「生死玄關」，藏有養生秘要。

不只是立春時節，即使是平時，也要多做伸展運動，以打開胸腔和兩脅。

比如雙手側平舉，每天堅持於5～15分鐘，是防止心

臟萎縮、心功能減退的最簡單有效的方法。這個動作不僅可以鍛鍊雙側肩膀的肌肉，還可以鍛鍊頸椎兩側的肌肉。如果在側平舉動作中出現心跳快、心慌、心絞痛等反應，則證明心臟功能不是很好。

　　我在教課的時候，如果天氣允許，會讓學員們來到室外，展開手臂，收頦縮項，注視藍天或者白雲，同時把注意力集中在身體上，感受身體的舒展。

　　學員們反映，當仰望著深邃的藍天，或者當眼睛隨著雲捲雲舒、心緒放鬆自然地飄蕩時，身體會越來越舒展，心情也越來越放鬆，油然而生心曠神怡之感。

3. 李白為何「以手撫膺」

在我們的手臂「前後、上下、左右」打開的過程中，隨著手臂、胸腔、腋窩的拉伸打開，可以抻拉腋窩。腋窩是人體當中血管、淋巴、神經最多、最豐富的地方，窩內有淋巴結群，彙集了上肢胸壁和背部淺層的淋巴。

這時如果可以配合上按摩腋窩，效果就更好了：可以促進全身血液的回流通暢，能讓身體更好地獲得更多的養分和氧氣，可以調和氣血、延緩衰老。

另外，這個動作還可以激發胸腺的功能，增強人體免疫力。

唐朝詩人李白在《蜀道難》中寫到：捫參曆井仰脅

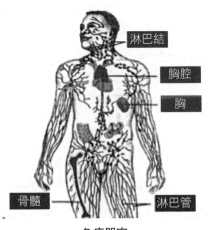

免疫器官

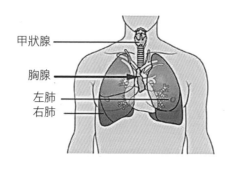

甲狀腺
胸腺
左肺
右肺

息，以手撫膺（ㄧㄥ）坐長歎。「膺」是形聲字，帶有「月」字旁，指的是「胸」，比如我們經常說的一個成語「義憤填膺」，就是義憤充滿了胸膛的意思。

古人經常說到「撫膺」這個詞，撫膺就是以手撫胸，以抒發心中的鬱悶。

為什麼撫胸能紓解愁苦呢？

撫膺就是「撫按胸腺」。胸腺位於胸骨柄後方的前縱隔上部，腺體後面附於心包及大血管前面，由不對稱的左、右兩葉組成。

每一個人生下來就有胸腺，出生時約10～15克重；2～3歲時胸腺開始成長，到了青春期的時候最重達40～50克，40歲後開始萎縮；一般在70～80歲之間，胸腺就完全萎縮了。

胸腺是人體免疫系統的總部，當疲憊或者心情低落的時候，人就容易生病，就是因為這時的免疫力處於一個比較低下的水準，所以人體的本能反應就出來了——撫膺（撫按胸腺）。

越健康的人，胸腺的敏銳度越高；健康人的胸腺輕輕一壓，就會感覺到疼痛。如果揉按時沒有感覺，那說明身體的免疫力比較低下，需要引起足夠的重視。

4. 動作導引

讓我們來進行坐式的練習。

盤坐，撫按胸腺。

怎麼撫按呢？手掌的正中對準胸骨的正中，手掌的上緣靠近鎖骨，從上往下按摩大約一個手掌的寬度；每次按摩30～50次，按摩時稍用力。（圖27）

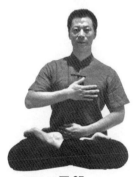

圖27

然後，雙手胸前合掌，手指自然向上，目光平視。（圖28）

掌心擰轉，兩掌下落至大腿根部，左掌在上，右掌在下，目光平視。（圖29）

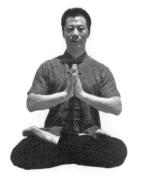

圖28

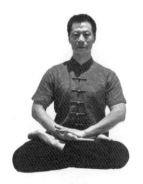

圖29

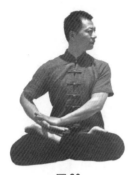

圖30

兩掌向右側牽拉，置於右大腿上，同時向左轉頭，目視左前方。（圖30）

隨著左肩下沉，下頜上抬，目視左前上方。保持3或5次呼吸。（圖31）

頭部還原，兩掌回到中間，擰轉掌心成立掌，立於胸前。（圖32）

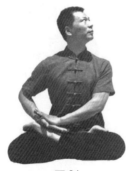

圖31

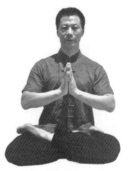

圖32

右側動作與左側相同，唯方向相反。一左一右為一遍，重複5或7遍。

在練習中，臀部壓實地面，相當於底盤被固定住，然後轉頭上視，把脊柱慢慢向上拉伸，體會對拉拔長的感覺。

脊柱的拉伸就像樹木的生長，讓身體這棵大樹根紮得深、枝幹長得茁壯，陽氣才能緩緩生發起來。

雨水

脊柱偏引式

原文原圖：疊手按脛，拗頸轉身，

左右偏引，各三五度。

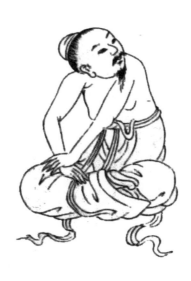

1. 舌要生水，人才能活

「生木者必水也」，有雨水的滋養，樹木才能長高長大，所以說「春雨貴如油」。

雨水節氣分為三候：「一候獺祭魚；二候鴻雁來；三候草木萌動。」此節氣，水獺開始捕魚了，將魚擺在岸邊如同先祭後食的樣子；大雁開始從南方飛回北方；在「潤物細無聲」的春雨中，草木隨地中陽氣的上騰而開始抽出嫩芽。從此，大地漸漸開始呈現一派欣欣向榮的景象。

地球表面75%的面積是水，人體的重量中也有75%是水，這是偶然的巧合嗎？

飲食飲食，先「飲」後「食」。民以食為天，食以飲為先。沒有哪種營養物質能像水一樣廣泛地參與人體功能。人體的每一個器官都含有極其豐富的水，血液和腎臟中的水占83%，心臟為80%，肌肉為76%，腦為75%，肝臟為68%，就是骨頭裡也含有22%的水分。

生命由細胞組成，細胞必須「浸泡於水」才得以成活。嬰兒的含水量占體重的80%以上，而老人體內含水量只有50%～60%。年輕人細胞內水分占42%，老年人則只占33%，乾燥是老化的主要表現，老人因為皮下組織漸漸萎縮而產生皺紋。

　　人老的過程就是失去水分的過程。人可以幾天不吃飯，但不可以一天不飲水，人體如果失去占體重15％～20％的水量，生理機能就會停止，繼而死亡。

　　倉頡造字，把「水」和「舌」組合在一起，變成「活」字。人要「活」，必要有水，舌下生水才能活。

2. 「舌抵上齶」的幾種方法

　　土地有了水才有生命力，人體的「土地」是什麼呢？脾在五行中屬於土，脾就是人體中的土地，脾和胃是表裡關係，所以胃也屬於土。脾＋胃＝土＋土，兩個土字摞在一起，就是一個「圭」字，舌頭的形狀像一把刀，舌抵上齶，口中生津，咽入腹中，這叫作「飲刀圭」，是道家養生術中很重要的一個方法。在立春節氣中提到的《七言》詩中有「乞取刀圭一粒看」之句，即為此意。

　　舌要生水，用的方法就是「舌抵上齶」。把手指伸進上齶可以摸到兩個小窩，修道之人把它們稱為「天池」，這不是針灸的穴位，而是修煉的關竅。

　　說起舌抵上齶，很多朋友都知道，但具體抵在上齶的什麼部位呢？這就眾說紛紜。

　　第一種說法，唇齒輕輕閉合，舌尖及舌面前部自然貼在上齒根處，即舌尖輕輕頂在上齒與牙齦之間。

　　第二種說法，舌面向上，平貼上齶。

　　第三種說法，捲舌塞喉，就是舌尖反捲過來成90°，以舌尖底面頂到上齶部位。

　　依據我個人的體驗，三種方法可根據個人習慣及練功深入程度選擇使用，或者對三者進行比較體會之後，選擇一個最適合自己的方法。

　　我有一位50多歲的朋友，是某單位的部門主管，農村家庭出身，因為年輕時生活條件不好，17歲就有胃病，胃潰瘍、胃下垂，很頑固，屢治屢犯。兩年前我教他「舌抵上齶」和「吞津」，沒事就舌抵上齶，待口中生滿津液，一口分三咽，咽下時要汩汩作響。

　　他堅持了一個星期，就感覺胃病有了好轉；堅持一個月，有了明顯轉變；三個月以後，吃冷的、熱的、硬的都不怕了，這在以前是想都不敢想的。現在養成了習慣，有事沒事就「舌抵上齶」和「吞津」，形成了日常習慣，再加上堅持運動，身體素質也越來越好。

⌁ *3.* 動作導引

　　水能滋潤萬物，有了水的
滋養，關節才能靈便，皮膚、
血管才能更有彈性。所以，本
動作透過脊柱的慢慢擰轉，配
合呼吸，促進氣血的循環，濡
養筋骨。

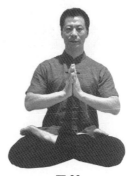

圖 33

　　盤坐，兩手合掌立於胸
前；隨著呼氣，身體前俯45°，
兩手交疊落在小腿上，兩掌心
向下，右掌在上、左掌在下；
目視前下方。（圖33、圖34）

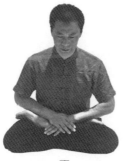
正

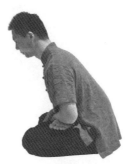
側

圖 34

向左轉身，頭隨身轉，目視左後方。保持3或5次呼吸。（圖35）

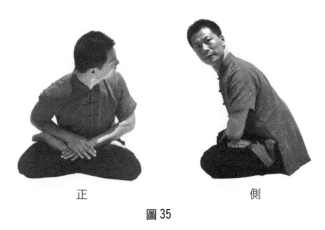

正　　　　　　　　側

圖35

頭轉正，身體中正，雙手合掌立於胸前。（圖36）

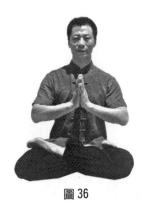

圖36

右側動作與左側相同，唯方向相反。一左一右為一遍，重複5或7遍。

驚蟄

握固吐納式

原文原圖：握固，

轉頸及肘後向頓掣，

日五六度。

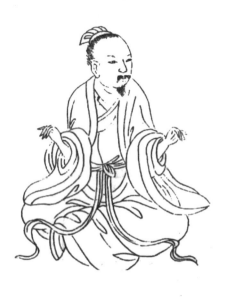

1. 人體的鼓聲——「鳴天鼓」

驚蟄一聲雷，喚醒了冬眠中的蛇蟲鼠蟻，家中的爬蟲走蟻也會應聲而起，四處覓食。

驚蟄三候：「一候桃始華；二候倉庚（黃鸝）鳴；三候鷹化為鳩（ㄐㄧㄡ，布穀鳥）。」鷹當然不會變成布穀鳥，其實這裡說的是春天打獵的規定。禮書說，周代的制度為四時田獵：春搜、夏苗、秋獮（ㄒㄧㄢˇ）、冬狩（ㄕㄡˋ）。春天打獵不捕幼獸，不採鳥卵，不殺有孕之獸，不傷未長成的小獸，不破壞鳥巢，圍獵捕殺要圍而不合，不能一網打盡等，這就叫作「春搜」，體現了「春生」之意，春天有好生之德，兇猛的老鷹也受到了感召，古人迷信地認為老鷹可以變身成為溫順的布穀鳥。

驚蟄三候所代表的花信為：「一候桃花，二候杏花，三候薔薇。」雷聲催發了萬物，花兒就要開放了。黃鸝鳥也開始了歡快地鳴叫。

宇宙裡的雷聲對應著人體中的鼓聲，宇宙以雷聲催發萬物，人體以鼓聲激發氣血，可人體的鼓聲來自哪裡呢？

我們經常把天比作陽、地比作陰，把頭比作陽、足比作陰，天上有雷聲，頭部也有雷聲，頭部的雷聲就是「鳴天鼓」，就是人體的鼓聲。

「鳴天鼓」的養生方法最早見於全真教著名的道士丘

處機寫的《頤身集》，原書這樣描述「兩手掩耳，即以第二指壓中指上，用第二指彈腦後兩骨作響聲，謂之鳴天鼓（可去風池邪氣）」。據傳乾隆皇帝每天都要「鳴天鼓」。

　　有一次我在教課的時候，向學員們講到丘處機這個人的時候，有學員很吃驚地問我：丘處機不是金庸武俠小說裡的人物嗎？

　　小說不能代替歷史教育，金庸的很多小說是基於基本的歷史事實改編的，小說中的丘處機是真實存在的一位歷史人物，是一位很有名的道士，丘處機的生日是正月十九，在北京、天津地區，這一天被稱為燕九節（為紀念丘處機誕辰而設），是老北京的著名風俗之一。北京白雲觀就是為紀念丘處機而建的著名道觀。

　　「鳴天鼓」的時候，要把注意力集中在「鼓聲」上面。把呼吸和敲擊配合好，經由默數敲擊的次數，達到「數息法」（佛教由默數呼吸次數來消除雜念的方法）的效果。

　　在鳴天鼓的時候，不是一次彈擊幾下或者十幾下就可以的，起碼要做到一次彈擊36下，可以早中晚各做一次。要有一個量的要求，這樣才能把時間拉長，讓心慢慢地靜下來。

　　鼓音主「震」，打鼓都是咚咚作響的，震卦的方位在東方，主生發，所以不管是佛教的寺院還是道教的道觀，裡面都有鼓，擊鼓的目的是為了讓修行之人時刻保持一顆勇猛精進的心。

2. 乾隆皇帝的長壽秘訣

　　乾隆皇帝曾把他的長壽秘訣歸納為的個字，即「吐納肺腑，活動筋骨，十常四勿，適時進補」。

　　所謂「十常四勿」，就是有十件事要常做、四件事不要做。這十件事是「齒常叩，津常咽，耳常彈，鼻常揉，睛常運，面常搓，足常摩，腹常施，肢常伸，肛常提」；另外四件事是「食勿言，臥勿語，飲勿醉，色勿迷」。

　　從始皇帝秦始皇到末代皇帝溥儀，兩千五百年的歷史中，總共有83個王朝、559位皇帝。其中生老病死可查的皇帝約有300人，這些皇帝的平均壽命是多少呢？39歲！

　　哪位皇帝最高壽？就是大家所熟知的乾隆！活了89歲。

　　直到暮年，乾隆皇帝仍身康體健。當年英國大使馬嘎爾尼覲見乾隆皇帝後，在日記中寫道：「觀其風神，年雖八十三歲，望之如六十許人，精神矍鑠，可以凌駕少年。」

　　可見「十常四勿」在保持乾隆皇帝身體健康方面確實起到了很大的作用。

　　那乾隆皇帝是從哪裡學來的呢？是從元末明初著名道士冷謙所著的《修齡要旨》中學來的。

在金庸先生的武俠小說《倚天屠龍記》中，冷謙與彭瑩玉、說不得、張中、周顛，合稱明教「五散人」。在小說裡，冷謙說話極簡潔，從不肯多說半句廢話，但又處事公正，具有很高的威望。

冷謙在歷史上確有其人，金庸先生將這位歷史人物進行了藝術化再創造。

歷史上真實的冷謙是位很有名的道士，寫了一部《修齡要旨》，書中的很多理論、觀點、方法流傳至今。拙著《八段錦養生智慧》中提到的「一吸便提、氣氣歸臍，一提便咽、水火相見」這十六字訣就出自《修齡要旨》中的《長生一十六字妙訣》。

後人把《修齡要旨》中的養生方法歸結為簡便易行的「十六宜」：髮宜常梳，面宜常擦，目宜常運，耳宜常彈，齒宜數叩，舌宜舔齶，津宜數咽，濁宜常呵，背宜常暖，胸宜常護，腹宜常摩，穀道宜常提，肢節宜常搖，足心宜常擦，皮膚宜常乾，大小便宜禁口勿言。

(1)**髮宜常梳**：古稱櫛髮，每次梳頭不少於100下，動作要輕柔。

(2)**面宜常擦**：古稱浴面。搓熱兩手，以中指沿鼻部兩邊自下而上，帶動別的手指，擦至額部，向兩邊分開，經兩頰而下。每次不少於做10遍。常做可使臉部光澤，防止皺斑。

(3)**目宜常運**：古稱運睛。雙目先從左到右轉動不少於10次，再從右向左同等次數，轉時要慢。如此轉動

後，將雙目緊鎖一會兒，再突然大睜。此法可緩解視疲勞，防治青少年近視和老年青光眼。

(4)**耳宜常彈**：古稱擊探天鼓、掩耳彈枕。兩掌心掩耳，默數鼻息9次，然後以食指壓在中指上，輕叩後腦部24次，聽到咚咚響聲。此法可醒腦健耳，防治頭暈耳鳴。

(5)**齒宜數叩**：古稱叩齒。嘴唇輕閉，上下齒叩擊24次，略帶咬勁。常做叩齒能夠固齒。

(6)**舌宜舔齶**：舌抵上齶，直至滿口生津，然後慢慢咽下。

(7)**津宜數咽**：古人對口水極為注重，稱為金漿玉醴，是人體之寶。咽口水能灌溉五臟六腑，潤澤肢節毛髮。做完上述叩齒舔齶，待口水增多至滿口時，鼓嗽36次，將口中津液分3次咽下，喉部汩汩有聲，以意送至下丹田。

(8)**濁宜常呵**：古稱鼓呵。順腹式呼吸（吸氣鼓腹、呼氣收腹），待胸腹部感到氣滿時，稍昂首慢慢張口，呵吐濁氣，做5～7次。此法可消除胸中煩悶。

(9)**腹宜常摩**：古稱摩臍腹、摩生門。搓熱兩手，然後相疊，貼著肉或隔單衣，用掌心在以肚臍為中心的腹部，按順時針方向分小圈、中圈、大圈各轉摩12次。此法可順氣消積。

(10)**穀道宜常提**：古稱撮穀道（即提肛，肛門古稱穀道）。吸氣時稍用力提肛門和會陰，稍停，呼氣放下，做5～7次。此法可益氣養神。

(11)**肢節宜常搖**：四肢要經常運動，形勞而不倦，運動後要感覺精神健旺、精力充沛。

(12)**足心宜常擦**：古稱擦湧泉。赤足或隔薄襪，用左手把住左足趾，以右手掌的勞宮穴慢慢擦湧泉處50～100次，然後換擦右足湧泉。此法能固腎暖足，使心腎相交，提高睡眠品質。

(13)**皮膚宜常乾**：古稱乾浴。從頭頂百會穴開始，用手沿身體各部位往下擦拭皮膚，如同在洗浴，所以叫作乾浴。此法可使皮膚有光澤和彈性。

以上十三宜中，髮宜多梳可在早晨為之；面宜多擦可在睡前或起床後為之；足心宜常擦可在睡前洗腳後為之。別的十宜可按上述次序用坐勢每日做兩三次，動作宜輕柔緩慢，精神集中。

(14)**背宜常暖**、(15)**胸宜常護**：前胸後背都需保暖而勿受寒。

(16)**大小便宜禁口勿言**：大小便時，咬牙不要說話，古人以為此法可使精氣不隨大小便而外泄。

3. 動作導引

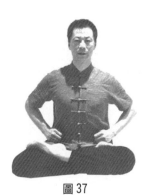

圖 37

盤坐，目光內含，兩手握固收於大腿根部，叩齒36次（兩側的磨牙上下叩擊，略帶咬勁）。（圖37）

然後，兩肩胛骨向後夾緊，兩拳置於腰側，舌抵上齶，唇齒輕閉，仰頭，目視前上方。保持1或3次呼吸。（圖38）

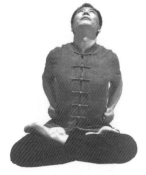

正

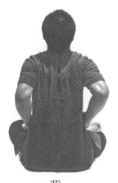

背

圖 38

　　隨著呼氣，下頷內收，頭部轉正，肩胛鬆開，兩拳回到大腿根部；呼氣時張口，舌頭下落，舌面放平，氣流從喉中直接呼出，發「呵（ㄏㄜ）」音，吐音不要發聲；目光平視。（圖39）

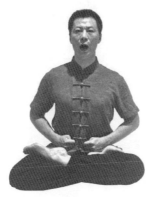

圖39

　　接著，唇齒輕閉。頭部一抬一落為一遍，重複5或7遍。

　　以上動作也適用於辦公室人群。有位朋友頸椎出了問題，他在工作時間基本上都是伏案的姿勢，我教了他一個動作：

　　兩手放在臀後支撐身體，手掌用力向下壓，脊柱用力向上伸展，抬頭，伸直後背，兩個肩胛骨緊靠在一起，堅持3分鐘再放鬆。每個小時做1次。（圖40）

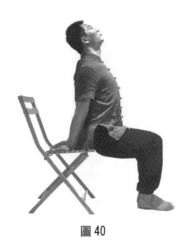

圖 40

朋友堅持了一段時間以後，竟然上癮了，他說做完以後後背特別舒服，頸椎、腰椎的問題竟然都減輕了。

春分

分掌側擺式

原文原圖：伸手回頭，

左右挽引，

各六七度。

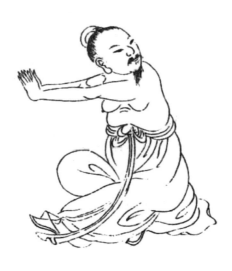

1. 陰平陽秘，精神乃治

在每年的春分這一天，北京的日壇都會被裝扮一新，特別是在明、清兩朝，日壇是明清歷代皇帝祭祀大明之神（即太陽神）的專門場所。

「春分祭日，秋分祭月，乃國之大典」。

春分的意義，在於一天之中的白天與黑夜正好是平分的，南北半球晝夜相等。

春分分為三候：「一候元鳥至；二候雷乃發聲；三候始電。」是說春分日後，燕子便從南方飛來了，下雨時天空便要打雷並發出閃電。

春分是伊朗、土耳其、阿富汗、烏茲別克等國的新年，已經有3000多年的歷史了，可見世界各國人民對春分這一天都是非常重視。

有人問過我一個問題，是關於「驚蟄」和「春分」的打雷問題，人們經常說「驚蟄一聲雷」，但春分三候中「二候雷乃發聲」。這兩者是否有矛盾呢？

其實兩者並不矛盾：「驚蟄之雷」一般是旱雷，只是把蟲子震動出土而已，而且雷聲很少，的天中偶爾一兩次；春分之「雷」一般是雨雷，且次數頻繁，是真正意義上的雷雨季節。

由於春分節氣平分了晝夜、寒暑，人們在保健養生時應注意保持人體的陰陽平衡狀態。如何運用陰陽平衡規律，協調機體功能，達到機體內外的平衡狀態，使人體這一有機整體始終保持一種相對平靜、平衡的狀態，這是養生保健的根本。所以《黃帝內經・素問・生氣通天論》上說「陰平陽秘，精神乃治，陰陽離決，精氣乃絕」。「陰平陽秘」中的平、秘都是一個意思：平衡。「陰平」即陰氣平順，「陽秘」即陽氣固守，是陰陽兩者互相調節而維持的相對平衡。

🌀 2. 陰陽平衡，身心康健

如果我們把水比喻成陰、把火比喻成陽，則春雨綿綿之水為陰、電閃雷鳴之火為陽，水火交融才能陰陽平衡，所以雨中的閃電既有水又有火，正好象徵著坎卦，上下陰爻為水、中間陽爻為火，水中有火，水火共生。

按照中國的傳統理論，水中之火才是「真火」。同樣的道理，火中之水（離卦☲）才是「真水」，那什麼水能在火中存在呢？答案是酒水。

能夠燃燒的酒水才是「真水」，所以傳統文化認為適量飲酒對身體健康是有幫助的，因為健康的身體裡需要水火保持著平衡的關係。

　　春分節氣平分了晝夜、寒暑，健康的身體恰如春分，保持著腎水與心火的交融協調共生狀態；而肢體動作的起落開合、中正舒展可以促使人體氣血通暢，有利於保持人體的陰陽平衡狀態。

　　我們在練習動作的時候，都會有這樣一個體會，那就是等動作練熟了，不用刻意去追求，動作就會自然和呼吸配合起來，就像我們在走路的時候，並不用去想先邁哪隻腳一樣。

　　不管練習多麼複雜的動作，都脫離不了「起落開合」四個基本環節，並和「呼吸吐納」融合在一起，按照「起吸落呼、開吸合呼」的規律進行。

　　如果動作和呼吸的配合要協調、自然，要完美地進行融合，就一定要遵循「動緩息長、動息相隨」的原則，也就是說動作緩慢才能氣息深長，動作要左右對稱、舒展大方、「中正平和」，才能最大限度提高人體的通氣、換氣功能，氣為血之帥、血為氣之舍，氣為陽、血為陰，氣血交融，達到陰平陽秘、陰陽和諧之目的。

3. 動作導引

盤坐，兩手握固置於大腿根部，目光內含。（圖41）

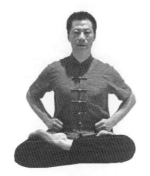

圖41

　　兩臂側起，握固變掌，兩掌外旋，兩臂舉至與肩同高，盡量向後翻轉至手心向上，同時轉頭，目視左方。（圖42）

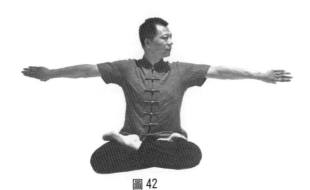

圖42

兩掌內旋轉手心向下，兩臂前收成前平舉，同時頭部轉正，目光平視。（圖43）

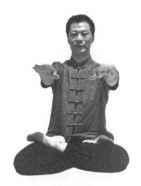

圖 43

兩掌邊落邊握固，置於大腿根部，目光內含。（圖44）

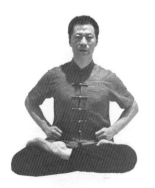

圖 44

右側動作與左側相同，唯方向相反。一左一右為一遍，重複5或7遍。

清明

左右開弓式

原文原圖：正坐，

換手左右各如引硬弓，

各七八度。

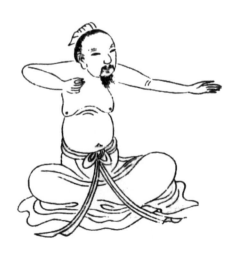

1. 氣清景明，萬物以榮

清明一到，氣溫升高，大地呈現春和景明之象，所以古代的曆書上說「氣清景明，萬物皆顯，因此得名」。中華民族傳統的清明節大約始於周代，距今已有兩千五百多年的歷史。

「清明時節雨紛紛，路上行人欲斷魂。」清明是最重要的祭祀節日之一，是掃墓祭祖的日子，祭奠亡靈、思念親人，中國人的倫理道德盡在其中。

「親戚或餘悲，他人亦已歌。」清明時節，文人騷客們帶上酒具，尋一山青水秀之處，三五成群臨水而坐，曲水流觴，吟詩作賦；家家戶戶扶老攜幼，提著冷食來到郊外踏青、放風箏、盪鞦韆；按照現在的說法就是野餐聚會、開派對（party）。

清明節氣，是春耕春種的大好時機。清明三候：「初候桐始華；二候田鼠化為鴽（ㄖㄨˊ）；三候虹始見。」意思是，在這個時節先是白桐花開放，接著喜陰的田鼠不見了，全回到了地下的洞中，然後是雨後的天空可以見到彩虹了。鴽，鵪鶉屬。古人認為：陽氣盛則鼠化為鴽，陰氣盛則鴽復化為鼠。虹是陰陽交會之氣，純陰純陽則無，若雲薄漏日，日穿雨影，則虹見。

2. 怎樣「廣步於庭」

《黃帝內經・素問・四氣調神大論》中說：「春三月，此謂發陳，天地俱生，萬物以榮，夜臥早起，廣步於庭，被發緩形，以使志生，生而勿殺，予而勿奪，賞而勿罰，此春氣之應，養生之道也。逆之則傷肝，夏為寒變，奉長者少。」

怎樣「廣步於庭」呢？

推薦一個「腳後跟接腳尖」的走路方法：把一隻腳放在另一隻腳的前方，讓腳後跟接觸到另一隻腳的腳尖，直直地向前行走，行走速度要緩慢，在行走時保持身體正直，目光平視，舌抵上齶，平心靜氣，吸氣起腳、呼氣落步，感受雙腳和地面及彼此之間的接觸，每天練習3次，每次15分鐘。

我曾經教過很多朋友練習這個方法，看似很簡單，一走起來，朋友們才發現身體竟然很難保持平衡，而且速度越慢越難保持平衡。

為什麼不容易保持平衡呢？首先是腿部力量不足，特別是大腿內側的肌肉力量不足。其次是大腳趾沒有主動地、有意識地抓地，所以腳趾的力量不足。

經常這樣練習能夠有效增強腿腳的肌肉力量，改善和提高腦部的平衡功能，提高注意力，尤其適合中老年人和缺乏運動人士練習。

3. 動作導引

　　春天廣步於庭是為了「以使志生」，不僅下肢需要伸展，上肢也要伸展。

　　盤坐，胸前合掌，目光內含。（圖45）

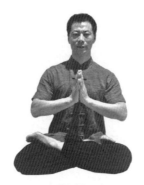

圖 45

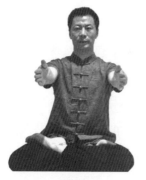

圖 46

　　兩掌分開前推，至與肩同寬，手心相對，手指朝前，目視前方。（圖46）

　　兩臂左擺，左臂伸直，右臂屈肘，兩臂保持平行，目隨手走；然後右肘向右側拉伸，目視左掌，保持兩臂平行。（圖47、圖48）

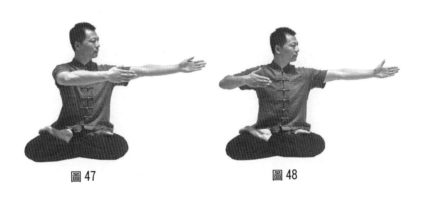

圖 47　　　　　　　　　圖 48

　　兩掌屈拇指、無名指和小指成「劍指」，繃直食指和中指；左劍指盡力向左側伸展、右肘盡力向右側伸展。（圖49）

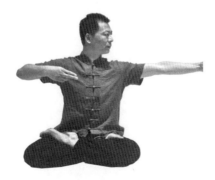

圖 49

　　劍指變掌，兩臂前擺收回，手臂自然伸直，手心相對，手指朝前；然後合掌立於胸前，目視前方。（圖50、圖51）

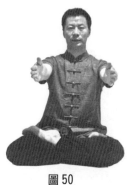

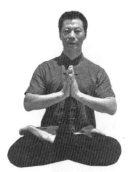

圖50　　　　　　　　　　　　圖51

　　右側動作與左側相同，唯方向相反。一左一右為一遍，重複5或7遍。

穀雨

按揉大包式

原文原圖：平坐換手，左右舉托，

移臂左右掩乳，各五七度。

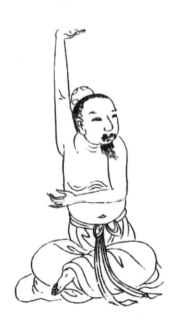

1. 思慮與脾的關係

　　穀雨分為三候：「初候萍始生；二候鳴鳩拂其羽；三候戴勝降於桑。」是說穀雨後降雨量增多，浮萍開始生長；接著布穀鳥便開始提醒人們播種了；然後是桑樹上開始見到戴勝鳥。

　　穀雨代表著「雨生百穀」的意思，是春季的最後一個節氣。穀雨至代表著時至暮春。這時氣溫升高較快，人們開始有炎熱之感。

　　同時，這個時期脾的運化功能開始旺盛，會使胃也強健起來，從而使人體的消化功能處於旺盛的狀態。

　　《黃帝內經》上說：「脾在志為思」，意思是說脾胃的功能與思慮的關係很密切，思慮過度會傷脾，傷脾就容易導致茶飯不思、日漸消瘦。

　　宋代著名的詞人柳永寫過「衣帶漸寬終不悔，為伊消得人憔悴」的名句，就是對因為得了相思病從而日漸消瘦的最好注解。

　　另外，在《紅樓夢》裡、在「梁祝」故事裡，我們都能見到很多因為相思而成疾的故事。

2. 大包穴的作用

　　有一位中年女性朋友跟著我鍛鍊身體，她在政府機關主管一攤事，比較繁瑣，經常要處理群眾的很多瑣碎又棘手的工作，時間長了，出現了睡眠淺、失眠多夢、肚子脹、胸悶、咽喉不適等各種症狀。

　　經過鍛鍊，雖然有改善，但還是沒有完全消除，我就讓她在鍛鍊中或者日常生活中增加一個自我按摩的環節：揉按大包穴。

　　大包穴是脾經的最後一個穴位，臨床常用，位於身體兩側，腋中線上，第六肋間隙。

　　男性的乳頭正對著第四肋骨，向下數兩個肋骨就是第六肋，沿著下緣滑向身體兩側，到腋中線的位置，便是大包穴。

　　女性朋友找這個穴位的方法與男性不一樣，需要用手找到對側肩胛骨的下角，那裡平對的是第七肋間隙，沿此肋間隙滑到腋中線位置，再向上一個肋間隙的位置，便是大包穴。

　　這位朋友告訴我，一開始按摩大包穴的時候，感覺特別痛，痛得直流眼淚，堅持揉按了一會，疼痛逐漸減輕，變得酸脹，肚子、嗓子、胸口也漸漸覺得輕鬆了。

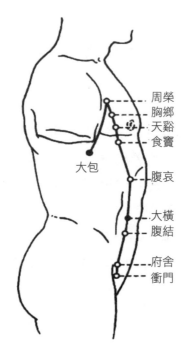

周榮
胸鄉
天谿
食竇
大包
腹哀
大橫
腹結
府舍
衝門

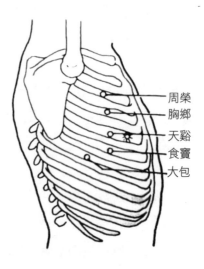

周榮
胸鄉
天谿
食竇
大包

後來，她每天堅持自我按摩大包穴，加上練習八段錦等，身體和心情都越來越好。

不知道大家注意到沒有，得相思病的女性比男性明顯要多，這是因為女人思慮多、愛糾結，有些還喜歡鑽牛角尖，所以思慮重，傷及脾胃，導致消化功能減弱，吃飯不香、沒有食慾，嚴重的會腹脹、胸悶、頭暈、氣短，做什麼事情都沒有精神，整天懶洋洋的。

遇到這種情況，除了自我心理調節，還可以自我按摩大包穴。

為什麼大包穴這麼厲害？

從這個穴位的名稱上就可以看出來，「大包」就是「無所不包」的意思，從中醫學的解釋來看，大包穴「統領陰陽諸絡，灌溉五臟」，所以具有強大的功能。

3. 動作導引

　　盤坐，兩手胸前合掌；然後，兩掌分開前推至手臂伸直，手心相對，手指朝前；接著，兩臂左擺，左臂伸直，右臂屈肘，右手食指（或中指）點按大包穴，同時轉頭目視左手。（圖52～圖54）

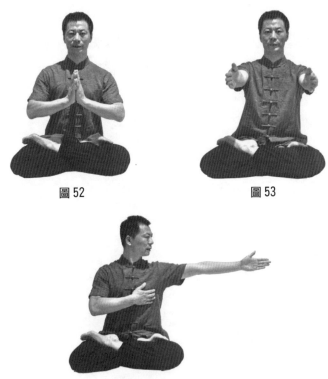

圖52　　　　　　　　　圖53

圖54

左臂上舉，轉手心向上、手指向右，沉肩，同時向右轉頭。（圖55）

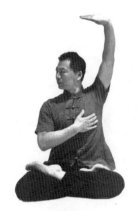

圖 55

左臂保持不動，掌根上撐、左肩下沉；右手食指（或中指）緩慢、持續、用力地揉按大包穴，24或36次。

左臂還原，目視左手，右手輕撫腋下；然後兩臂向前成前平舉，手心相對，手指朝前；最後合掌立於胸前，目視前方。（圖56～圖58）

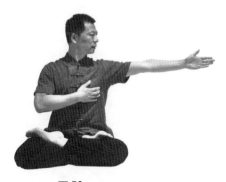

圖 56

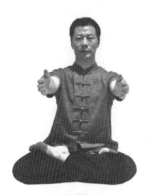

圖 57

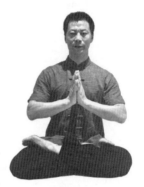

圖 58

　　右側動作與左側相同，唯方向相反。一左一右為一遍，共做1或3遍。

立夏

反手抱膝式

原文原圖：閉息瞑目，

反換兩手抑挈兩膝，

各五七度。

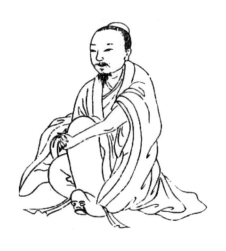

1. 五臟有疾，當取十二原穴

立夏分為三候：「初候螻蟈（ㄌㄡˊ ㄍㄨㄛ）鳴」，螻蟈一類的昆蟲開始在田間、塘畔鳴叫覓食了。「二候蚯蚓出」，由於地下溫度持續升高，蚯蚓由地下爬到地面呼吸新鮮空氣了。「三候王瓜生」，王瓜也叫土瓜，這時已開始長大成熟了。

中醫認為「夏氣與心氣相通」，立夏養生要注意早睡早起，重視「靜養」，避免運動過後大汗淋漓，「汗」出傷陽。

起床前可以平躺著轉動腳踝、手腕，以增強體質、養護心臟。

《黃帝內經》上說：「五臟有疾，當取之十二原。」意思是，五臟六腑的疾病可以由十二個原穴進行治療。《黃帝內經》上還說：「凡此十二原者，主治五臟六腑之有疾者也。」

十二原穴在哪裡呢？每個臟腑對應著一個原穴，十二個臟腑就有十二個原穴。

十二原穴的歌訣如下：肺淵包陵心神門，大腸合谷焦陽池，小腸之原腕骨穴，足之三陰三原太，胃原衝陽膽丘墟，膀胱之原京骨取。具體的對應關係如下：

肺——太淵、心包——大陵、心——神門

大腸——合谷、三焦——陽池

小腸——腕骨

腎——太谿、肝——太衝、脾——太白

胃——衝陽、膽——丘墟

膀胱——京骨

留心觀察一下，這十二原穴都在手腕、腳踝的周圍，所以轉動手腕、腳踝可以刺激原穴，繼而達到鍛鍊五臟六腑的作用。

特別是老年人，早上醒了以後不要急著起床，慢慢地轉動一下踝、腕關節，等全身的氣血都運轉起來，再起身下床。

立夏以後天亮得早，人們起得早，而晚上相對睡得晚，易造成睡眠不足，所以要增加午休。正午1點到3點氣溫最高，人容易出汗，午飯後消化道的血供應量增多，大腦血液供應相對減少，所以，中午人們總是精神不振，昏昏欲睡。

對中午不能午休的上班族來說，午間時分可以聽聽音樂或閉目養神30分鐘左右。

午睡時間要因人而異，一般以半小時到1小時為宜，時間過長讓人感覺沒有精神。睡覺時不要貪涼，避免在風口處睡覺，以防著涼受風而生病。

2. 養護心臟的小方法

第一、起床後做擴胸運動

注意擴胸動作要配合呼吸，手臂前擺時吸氣、後擺時呼氣，或者手臂打開時吸氣、回收時呼氣。

通過擴胸運動，使心臟得到有規律的舒張、收縮，可以鍛鍊心臟負荷能力，疏通心臟組織內的血管，尤其是冠狀動脈的擴張、收縮能力得到提升，通血量加強，心臟得到更好的滋養，心臟泵血能力增強，使得人體各個器官組織供血量增多。

內臟功能強大了，反過來使得心臟的環境得到更好的改善，人的情緒也會好轉，好的情緒又激發心臟功能強健，這樣一來，良性循環，心臟的功能衰弱、冠心病、心絞痛、胸悶、氣短、上下樓就喘個不停等大大小小的毛病得到不斷改善，以至於陳年老病也會在鍛鍊中不知不覺地消失了。

第二、轉動腳踝，鍛鍊下肢

如果說腳是人體第二心臟的話，腳踝可以稱其為連結兩顆「心臟」間的重要交通樞紐。血流經過這個樞紐後就

可以奔向「第二心臟」高速行駛了。如果此處通行受阻，那麼回流到心臟的靜脈血液會直接受到影響。

　　腳踝上分佈著淋巴管、血管、神經等重要組織，時常轉轉腳踝，或者做些拉伸、回勾等動作，可以帶動全身血脈的通暢，所以老年人要格外注意腳踝的保暖，盡量穿稍長些的褲子，以保護腳踝免受風寒。此外，除了轉動腳踝，踮腳的動作也有相同的功效。

　　很多人曾有坐後突然站起會頭暈的感覺，這是體位性低血壓所致，而常練下蹲可以改善這種情況。

　　蹲下及站起的過程，會增強心臟血液的流動性，為血液循環增加動力，完成有效的腦部血液供應，同時心臟的負荷增加，也會鍛鍊心臟的應激能力。

　　膝蓋功能不好的老年人，練習下蹲要循序漸進，開始時可只做屈膝狀，逐漸至半蹲，鍛鍊時最好有家人陪同，而且不宜急速起身。

　　在《八段錦養生智慧》中，我們專門講了「靠牆靜坐」（經反覆考量，用「靜坐」比「靜蹲」更貼切）的練習，透過保持靜坐，還能鍛鍊膝關節的耐受力，減輕膝關節疼痛的問題。

第三、心胸取內關

　　在「四穴總歌」裡有這樣一句：心胸取內關。

　　內關穴可謂是心臟的衛士，直接關係心臟功能的調節，突發的心跳過速、心絞痛等都可由強力按壓內關穴

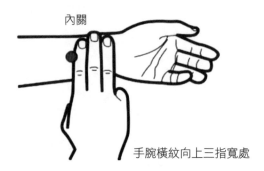

內關

手腕橫紋向上三指寬處

得以緩解。平日也可以經常按揉此穴，具有保健心臟的較顯著作用。

　　手掌朝上，握拳時能看到手掌中間有兩條筋，內關穴就在兩筋中間，腕橫紋上兩寸（三指寬）的位置。揉內關穴要力度適當，按揉力度以感到酸脹為佳。或者在按揉時和呼吸配合，吸氣下按、呼氣放鬆，一吸一呼、一緊一鬆，起到刺激心臟的作用。

3. 動作導引

　　兩腳和臀部壓實地面，兩手環抱兩小腿，兩大腿靠近身體，目光平視。（圖59）

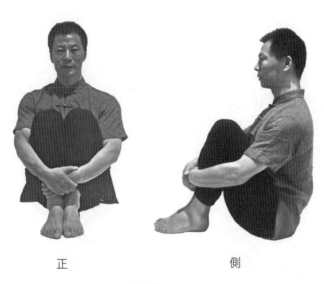

正　　　　　　　　　　　側

圖59

　　右腳踩實地面，右腿脛骨與地面垂直，右小腿靠近大腿，右腳腳跟靠近身體；左腿大小腿折疊壓實地面，左腳儘量靠近身體，目光平視。（圖60）

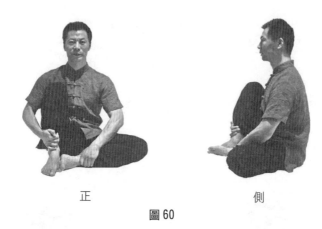

正　　　　　　　　側

圖 60

　　右肩向前伸展，右腋抵住右腿脛骨，右臂由前向後環繞右腿脛骨和右大腿，彎曲右肘，右手臂向後繞，直到接近腰的高度；然後左手向後在背後握住右手手腕（如果握不到手腕，可以握住手掌、手指或者一條毛巾）。（圖61）

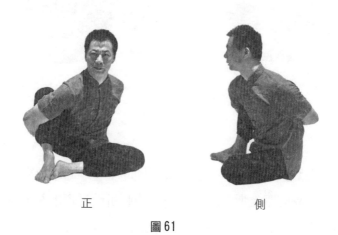

正　　　　　　　　側

圖 61

　　身體前傾至與地面保持平行；然後向右後方扭轉，保持左腿壓實地面，目視右後上方，保持3或5次呼吸。（圖62、圖63）

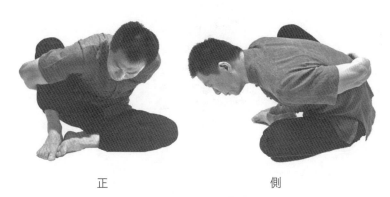

正　　　　　　　　側

圖62

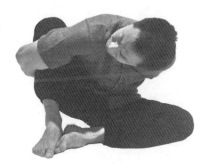

圖63

　　隨著呼氣，慢慢鬆開雙手，抬起身體；然後兩手環抱兩小腿，兩大腿靠近身體，目光平視。（圖64）

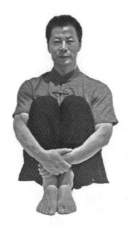

圖 64

　　右側動作與左側相同，唯方向相反。一左一右為一遍，重複5或7遍。

小滿

單舉調脾式

原文原圖：正坐，一手舉托，

一手拄按，左右各三五度。

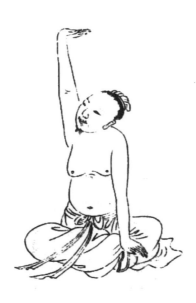

1.脾與濕的關係

　　小滿分為三候：「一候苦菜秀；二候靡（ㄇㄧˊ）草死；三候麥秋至。」

　　是說小滿節氣中，苦菜已經繁茂；而一些喜陰的細軟草類在強烈的陽光下開始枯死；此時麥子開始成熟，麥粒漸漸飽滿，所以叫作小滿。

　　小滿時節，萬物繁茂，生長最旺盛，人體的生理活動也處於最旺盛的時期，消耗的營養物質為二十四節氣中最多，所以應及時適量補充營養，才能使五臟六腑不受損傷。

　　小滿時節，氣溫明顯增高，我國大部分地區已經進入夏季。氣溫升高的同時，雨水也逐漸增多，在這種高溫高濕、濕熱交加的環境中，人體感覺濕熱難耐，卻又無法由水分蒸發來保持熱量的平衡。這種體溫調節上的失衡，會導致身體出現胸悶、心悸、精神不振、全身乏力等一系列的不適症狀。

　　中醫把對人們的身體健康有負面影響的高溫高濕稱為「熱邪」和「溫邪」，熱邪和濕邪都能侵害人們的身體健康，當「邪氣」盛於「正氣」時，人就會患病，特別是脾胃方面容易出現疾病。

　　脾與濕的關係最為密切，脾最易被濕所困。

　　濕有兩種，內濕和外濕。天氣漸熱，外濕容易入侵人體，脾運化功能受阻或脾運不健，水濕滯留，致使脾胃失和。

　　2009年國家頒佈了《中醫體質分類與判定》，將中國人的體質分為九種，其中「痰濕體質」的人有以下特徵：體型肥胖、腹部肥滿、口黏苔膩。

　　目前，中國人的腰圍增長速度位列世界第一！當西方發達國家的中上層人士越來越注重素食、健身的時候，在中國超重或肥胖的人數已接近兩個億（2017年資料），未來二十年，中國的肥胖人群將達到3.25億。腰圍只要增長1英寸（2.54公分），全身的血管加起來就會增長4英里（6.44公里），患癌的風險馬上就會提高8倍！

　　這是多麼觸目驚心的一組數字！

　　在現實生活中，我們也會發現，越來越多的人說自己「濕氣太重」，這說明由於飲食沒有節制等一系列的原因，很多人已經「脾虛」了，其臨床表現為「沉重感」，如頭身困重、四肢酸楚、身體乏力等。

2. 辟穀和斷食一樣嗎

《黃帝內經·素問·上古天真論》中說：「上古之人，其知道者，法於陰陽，和於術數，食飲有節，起居有常，不妄勞作，故能形與神俱，而盡終其天年，度百歲而去。」飲食要有節制，怎麼來衡量這個節制呢？

有位女性朋友為體形發愁，她說她吃得並不多，經常走路，雖然沒有大強度的鍛鍊，但每天都在堅持上萬步的步行，可是自從過了三十五歲，體重在緩慢地上升，腰圍在緩慢地增加，讓我給她提供簡單易行、切實有效的一些建議。

根據她工作、家庭等方面的情況，我建議她維持目前的生活作息制度，堅持她已經習慣了的中低強度較長時間的步行。

我給她的關鍵建議是要做到「兩食不相見」，也就是在吃飯的時候要感覺到饑腸轆轆，要把上一餐的食物消化乾淨。如果到了吃飯的時間肚子還不餓，那就是上一頓吃多了，這時就要注意調整食量。

她按照我的建議，堅持了兩週，腰圍就明顯感覺到細了。堅持一個月，體重輕了5斤，步履也輕快了很多。

1973年在長沙馬王堆三號西漢古墓出土了一篇帛書

《卻穀食氣篇》，全篇四百字，約成書於戰國時期，是我國現存最早的辟穀專著。

辟穀不是斷食，辟穀是在練氣的過程中自然而然出現的一種狀況。

世界主要的宗教流派，包括天主教、伊斯蘭教、印度教、佛教和道教等都把「辟穀」作為一種重要的修行方法，當然不同宗教對「辟穀」有各自不同的叫法，而且各種宗教的理論不同，辟穀的方法也多種多樣。

宗教修行者認為，在一個或長或短的時間內，由禁食某些食物，可以排出身體的汙濁，增進靈性與神通，最終與終極存在融為一體。

《莊子》這本書上寫道：「藐姑射之山，有神人居焉。肌膚若冰雪，淖約若處子；不食五穀，吸風飲露；乘雲氣，御飛龍，而遊乎四海之外。」描述的就是仙人不食五穀的生活狀態。

近代著名的高僧弘一法師在出家前寫了一部《斷食日記》，詳細記載了他練習辟穀的經歷，對於社會有較大的影響。

現在社會上也有很多各種名目的「辟穀」「斷食」「輕斷食」「餓死癌細胞」等訓練營、學習班。

我有一位朋友就慕名去參加了這樣一個為期7天的辟穀訓練班，到了以後，老師教打坐、呼吸吐納，要求不能吃東西，只能喝水，堅持到第三天，這位朋友只感覺腳踩棉花、眼冒金星、又餓又饞，到了第四天，直接打道回府

去飽餐一頓了。

後來我告誡她，這樣的斷食行為對健康的威脅很大。

辟穀是不食五穀雜糧等（根據自己的身體狀況決定）；斷食是什麼都不吃，只喝水。斷食期間，由於礦物質和維生素缺乏，存在「電解質紊亂及酸中毒」的危險，嚴重的會危及生命，切不可輕易從事。

3. 輕斷食的好處

2016年的諾貝爾生理學或醫學獎頒發給了日本科學家大隅良典，以表彰他發現了細胞自噬（Autophagy，或稱自體吞噬）的生物學機制，並獎勵他在闡明細胞自噬的分子機制和生理功能上的開拓性研究。

細胞自噬是體內發生的清理衰老蛋白，保持細胞年輕活力的重要方法。細胞在饑餓的時候，能把自己體內的無用或有害物質自行吃掉，以提供自己生存需要的能量。

自噬理論的關鍵是「細胞饑餓」！所以「辟穀斷食」是自噬理論的主要途徑！這也是輕斷食（即輕辟穀）的主要原因。

針對健康人群，風靡世界的5：2輕斷食（一週內5天正常飲食，2天飲食限制卡路里攝入）和佛教的過午不食都在一定程度上延長了低血糖的時間，這也就意味著延長了細胞自噬的時間，清除了更多的衰老蛋白質，延緩了細胞的衰老。

隨著年齡的增長，細胞自噬能力逐漸卜降。餐後的游離氨基酸與胰島素水平越高，自噬能力越低。

透過適度斷食或節食，從而降低餐後游離氨基酸濃度與胰島素水平，對提高自噬能力、延緩衰老有積極作用。

4. 動作導引

在《八段錦養生智慧》中，我們講了「調理脾胃須單舉」這個動作，由一手上撐、一手下按來抻拉、運轉脾胃，起到增強脾胃功能的作用。

本式動作與「調理脾胃須單舉」有異曲同工之妙。盤坐，兩手握固置於大腿根部，目光內含。（圖65）

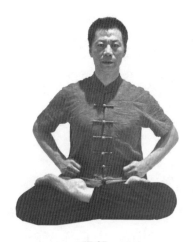

圖 65

　　鬆拳變掌，左手上穿至手臂伸直，翻轉掌心向上，手指指向頭側；右臂伸直，右手按於體側；兩手用力上撐下按，目光平視。保持3或的次呼吸。（圖66、圖67）

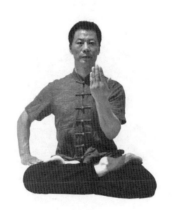

圖66

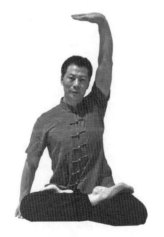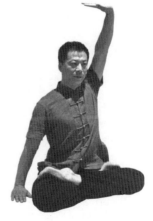

正　　　　　　　　　側

圖67

　　隨著呼氣，沉肩墜肘，兩手沿原路返回，掌變握固置於大腿根部。（圖68）

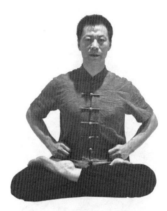

圖 68

　　右側動作與左側相同，唯方向相反。一左一右為一遍，重複5或7遍。

芒種

托掌升陽式

原文原圖：正立，仰身兩手上托，

左右力舉各五六度。

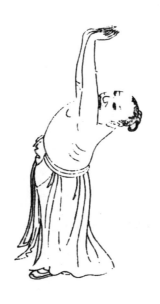

1. 芳菲盡，送花神

芒種字面的意思是「有芒的麥子快收，有芒的稻子可種」。

雖然芒種節氣期間天氣炎熱，但這時陰氣也開始萌生。所以芒種節氣被古人劃分為：「一候螳螂生；二候鵙（ㄐㄩˊ）始鳴，三候反舌無聲。」

一候螳螂生：

螳螂於上一年深秋產卵，到芒種時節，感受到陰氣初生而破殼生出小螳螂。

二候鵙始鳴：

鵙是指伯勞鳥，是一種小型猛禽。喜陰的伯勞鳥開始在枝頭出現，並且感陰而鳴。

三候反舌無聲：

反舌是一種能夠學習其他鳥鳴叫的鳥，此時它卻因感應到了陰氣的出現而停止了鳴叫。

在《紅樓夢》的第二十七回《滴翠亭楊妃戲彩蝶 埋香塚飛燕泣殘紅》，也寫到了芒種節氣：「芒種節的這日，都要設擺各色禮物，祭餞花神，言芒種一過，便是夏日了，眾花皆卸，花神退位，須要餞行。然閨中更興這件風俗，所以大觀園中之人都早起來了。那些女孩子，或用

花瓣柳枝編成轎馬的，或用綾錦紗羅疊成幹旄旌幢的，都用彩線繫了。每一顆樹每一枝花上，都繫上了這些物事。滿園中繡帶飄颻，花枝招展，更又兼這些人打扮得桃羞杏讓，燕妒鶯慚，一時也道不盡。」

正是在這一回，在這個節氣，誕生了流傳千古的經典片段《黛玉葬花》。林黛玉寫的《葬花詞》成為《紅樓夢》裡最美的詩歌之一。

人間四月芳菲盡，正是眾釵送花神。繁花滿樹，盡行飄落，春天已去，暑氣大盛。

2. 熊經鳥申是什麼樣的動作

陰陽有四對關係：陰陽互體、陰陽化育、陰陽對立、陰陽同根。

芒種節氣，雖然陰氣開始萌發，但陰以陽顯。《黃帝內經》上講「春夏養陽」，透過肢體的伸展可以升發身體的陽氣，而物極必反，陽氣到達頂點後必然轉陰，體現了陰陽的對立統一和相互轉化。

有一位中年朋友，面色蒼白、容易腹瀉，他說自己特別怕冷，這是比較典型的陽虛症狀。古人曾經有一個很形象的比喻，食物的消化就像是把生米煮成熟飯，胃就是煮飯的鍋具，而陽氣就好比是煮飯的火，沒有「火」，米就無法煮成「飯」。

所以，當陽氣不足時，進入胃中的食物也就無法很好地消化，從而容易腹瀉。

這位朋友在跟我鍛鍊的過程中，我著重讓他多做一些伸展肢體的動作。

《莊子・刻意》篇中曾經寫道：「吹呴呼吸，熊經鳥申，為壽而已矣。此導引之士，養形之人，彭祖壽考者之所好也。」這「熊經鳥申」究竟是一項什麼樣的運動呢？歷來注釋《莊子》一書的人都有各自看法。如晉代的司馬

彪在注釋中說：「熊經若熊之攀樹而引氣也。鳥申若鳥之矏（ㄅㄧㄣˊ，收縮之意）伸也。」

　唐代的成元英解釋說：「如熊攀樹而可以自懸，類鳥飛空而伸其腳也。」清代的王夫之則認為是：「如熊之攀樹，如鳥之伸頸。」

　不管哪種解釋，都強調「伸展肢體」，其目的就是「升發陽氣」。按照這個理念，我設計了幾套動作教給這位朋友，他練習了一段時間以後，反映說手腳溫熱，食慾增加，腹瀉的情況也減輕了很多。

3. 動作導引

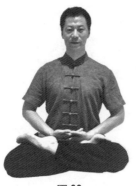

圖69

可採用坐式和站式兩種方式。

盤坐，兩手手心向上疊掌置於腹前，左手在下、右手在上，拇指輕觸；然後兩掌分開上托，至胸前向外翻掌，翻至手心向上、手指相對，兩肘外展、兩肩下沉，目視前方。（圖69～圖71）

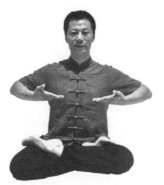

圖70

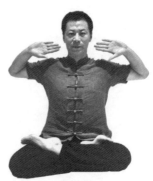

圖71

　　兩掌緩緩上托至手臂伸直，手指相對，掌根上撐、兩肩下沉，目視前方。（圖72）

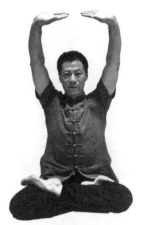

圖72

　　保持腰部不動，胸部緩緩向上、向後伸展，同時抬頭目視掌背。（圖73）

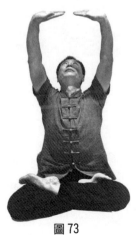

圖73

　　身體放鬆還原，頭部轉正，沉肩、鬆肘，兩手向前、向下疊掌落於腹前，手心向上，目光內含。（圖74、圖75）

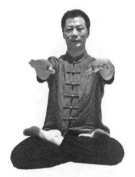

圖 74

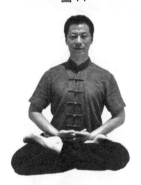

圖 75

　　這個動作也可以採用站式。

　　兩腳分開與肩同寬，自然站立，兩手手心向上疊掌置於腹前，左手在下、右手在上，拇指輕觸，目光內含；兩手分開，上托至胸前，兩肘外展、兩肩下沉，目光平視。（圖76、圖77）

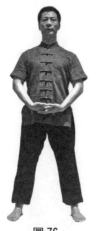

圖 76

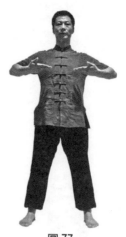

圖 77

　　兩掌外翻至手心向上，手指朝裡 ；兩臂緩緩伸直，手心向上，手指相對，掌根上撐、兩肩下沉，目光平視。（圖 78、圖 79）

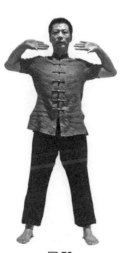

圖 78

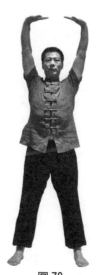

圖 79

保持腰部不動，胸部緩緩向上、向後伸展，同時抬頭目視掌背。保持3或5次呼吸。（圖80）

身體放鬆還原，頭部轉正，目光平視；同時提踵。（圖81）

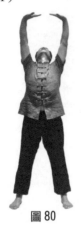
圖80

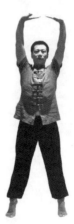
圖81

兩手向前、向下緩緩下落，同時落踵；兩手疊掌置於腹前，目光內含。（圖82、圖83）

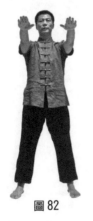
圖82

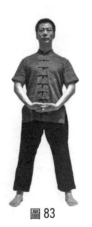
圖83

一上一下為一遍，重複5或7遍。

夏至

引體令柔式

原文原圖：跪坐，伸手叉指屈腳，

換踏左右各五七度。

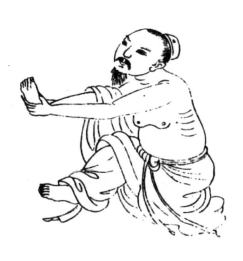

1. 夏至與建築

　　夏至這一天的白晝時間達到全年最長，是一年中正午太陽高度最高的一天。但同時，夏至這一天也是太陽的轉捩點，此後太陽將走「回頭路」，陽光直射點開始逐漸向南移動，白晝將會逐日減短，正午太陽高度角也開始逐日降低。

　　夏至是二十四節氣中最早被確定的一個節氣，對世界各國人民來說都是一個很重要的節日。而且有意思的是，夏至總是與建築有關。

　　位於英國威爾特郡的巨石陣（Stonehenge）是在夏至觀看日出的最佳位置。夏至早晨初升的太陽，與巨石陣的主軸線、通往石柱的古道在同一條線上。每逢夏至，數千人來到這裡等待日出。當地的人們仍保留著數百年的傳統，在這裡向夏至的第一縷陽光祈福。

　　在南半球，每年夏至之時（基本上是12月21日），清晨第一縷陽光會穿過太陽門，照射在秘魯著名的古城馬丘比丘的太陽神廟上。

　　著名作家史鐵生寫過一本散文隨筆集《我與地壇》，感動了無數人，也激勵了無數人。

　　地壇，又名方澤壇，是古都北京「五壇」中的第二大

壇，建於明嘉靖九年，從此天壇祭天，地壇祭地，天地分祭，天壇在南郊，地壇在北郊。明清兩朝有14位皇帝在381年間在地壇祭祀過大地。

在《周禮》一書中，每年的夏至日都要祭祀地神。古人認為夏至是至陽之日，陽氣指數爆棚，從這一天以後，白天日照時間逐步減少，陰氣指數逐步上升，一直到冬至那一天達到陰氣的頂點。而地神的屬性就是陰，所以選在夏至這一天祭祀她。

明清帝王承襲《周禮》之制，每逢夏至淩晨，皇帝親自到地壇祭祀「皇地祇」「五嶽」「五鎮」「四海」「四瀆」「五陵山」及本朝「先帝」之神位，這叫作「大祀方澤」（古時祀典分大祀、中祀、群祀三個等級）。

所謂方澤，是「天圓地方」理論的一個體現，在地上挖一個方形的水池，儲上水，這就是方形的水澤了，這就是方澤，然後在水中央設置祭壇，就代表「地」了，所以地壇也叫作方澤壇。

2. 夏至一陰生

我們的古人將夏至分為三候：「一候鹿角解；二候蟬始鳴；三候半夏生。」

麋與鹿雖屬同科，但古人認為，二者一屬陰一屬陽。鹿的角朝前生，所以屬陽。夏至日陰氣生而陽氣始衰，所以陽性的鹿角便開始脫落。而麋因屬陰，所以在冬至日角才脫落。

雄性的知了（蟬）在夏至後因感陰氣之生鼓翼而鳴。

半夏是一種喜陰的藥草，因在仲夏的沼澤地或水田中生長而得名。由此可見，在炎熱的仲夏，一些喜陰的生物開始出現，而陽性的生物卻開始衰退了。

節氣上經常提到的「二至」就是冬至、夏至，冬至一陽生，夏至一陰生。冬至陽氣開始生發了，夏至起，陰氣慢慢也來了。所以冬至是陽生，夏至是陰生。

夏至相當於一天中的午時，俗話說養生要睡「子午覺」，意思是人在子時和午時都需要入靜，在靜中、在人體最放鬆最自然的一個狀態中，體會天人合一的靜謐與安詳。

我們經常說「動靜相兼」，「動」和「靜」是相對而言的，在我們的練習過程中，重點是要體會「形動而心靜」「外動而內靜」「動中而求靜」。

3. 動作導引

　　身體拉伸了才能放鬆，身體放鬆了才能拉伸，拉伸與放鬆是相輔相成的一對關係。放鬆不單純是肢體的放鬆，更是心靈上的放鬆。

　　夏至是心氣旺盛的時期，氣血暢達，藉由身體的拉伸可以讓心情沉靜下來，放鬆下來。

　　盤坐，兩手胸前合掌，目光平視。（圖84）

　　雙腳盡可能地向兩邊打開，雙膝伸直，大腿緊貼地面，目光平視。（圖85）

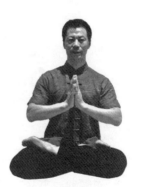

圖84

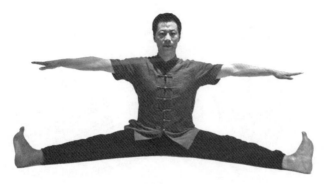

圖85

　　身體向前、向下伸展，兩手拇指、無名指和小拇指屈成環狀，食指和中指握住大腳趾；保持脊柱挺直，目視下方。（圖86）

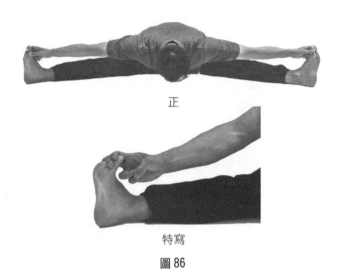

正

特寫

圖86

　　屈膝收回雙腳，腳心相對，兩膝外展，身體抬起，目光平視。然後身體向前向下伸展，目視前下方。（圖87、圖88）

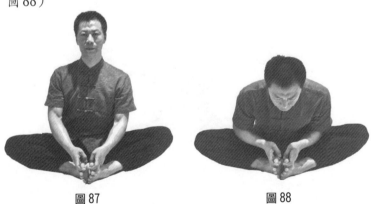

圖87　　　　　　　　　　圖88

　　抬起身體，向左側伸直左腿，目視左腳腳趾；屈左膝，收回左腳，左腳向左前上方伸出，伸直左腿，目視左腳腳趾。（圖89～圖91）

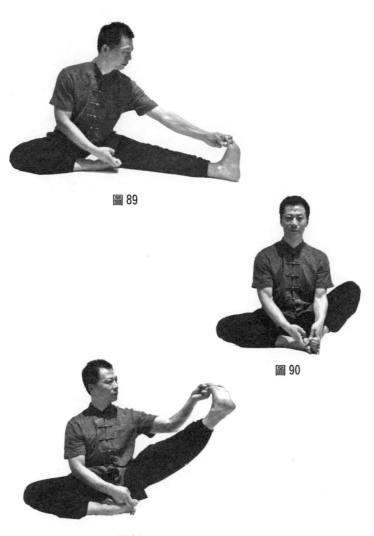

圖89

圖90

圖91

屈左膝，收回左腳，腳心相對，目光平視；然後盤
腿，合掌於胸前，目光平視。（圖92、圖93）

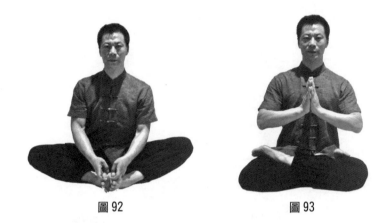

圖 92   圖 93

右側動作與左側相同，唯方向相反。一左一右為一
遍，重複5或7遍。

小暑

單腿伸展式

原文原圖：兩手踞，屈壓一足，

　　　　直伸一足，用力掣三五度。

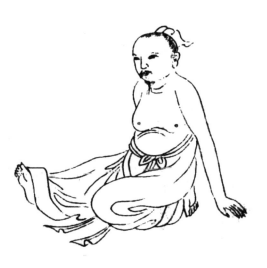

1. 動汗可貴

小暑意指天氣開始炎熱，但還沒到最熱的大暑節氣，所以民間有「小暑大暑，上蒸下煮」之說。

小暑分為三候：「一候溫風至；二候蟋蟀居宇；三候鷹始鷙（zhì）。」「溫風」即熱風，人如在天地間一個大蒸籠中，蒸出全身污垢；蟋蟀雖然出生但還蟄伏在穴中，不能出穴四處活動；這時鷹已先感知到肅殺之氣將至，開始練習搏擊長空了。

小暑是人體陽氣最旺盛的時候，「春夏養陽」。所以人們在工作勞動之時，要注意勞逸結合，保護人體的陽氣。

「熱在三伏」，此時正是進入伏天的開始。「伏」即伏藏的意思，所以人們應當少外出以避暑氣。

暑氣要避，但是汗也要出。夏天出汗，是上天賦予我們的天然的保健方式，該出汗的時候不出汗，就會給健康埋下隱患。

夏天一定要經常走出空調房，讓身體出出汗！

不知道大家注意沒有，人的出汗方式分為兩種：主動出汗和被動出汗。

主動出汗主要依靠運動來實現，會加速人體的新陳代

謝，促進能量的消耗。比如，健步走、慢跑等。

　　被動出汗是藉由熱環境，促進人體出汗，如泡腳、汗蒸、桑拿等。這種出汗方式消耗的能量比較少。

　　中醫講究「動汗可貴」，意思是運動過程中出的汗最可貴，因為這是深層次出汗。我們平常「蒸桑拿」或是因溫度過高而出的汗都是淺層出汗。深層出汗相對於淺層出汗來說更利於體內毒素的排出和陽氣的舒展，所以夏天應該透過適量運動讓身體出出汗。

2. 出汗排毒

　　人體每天會分泌大量的代謝物質，各種毒素也隨之產生。如果不能及時排出，就會產生疾病。體內的毒素大量堆積，時間久了，就會出現易頭暈、易疲勞等亞健康的狀況。透過排汗可以排出體內的重金屬等有害物質和多餘的水分。

　　另外，對於女性來說，不排汗的話會讓皮膚的代謝變緩。適當排汗可以清潔毛孔，達到美容的效果。

　　出汗是最好的排毒防癌方法，研究資料顯示，汗液是體內砷、鎘、鉛、汞等有害物質的排出途徑之一，在汗液中可以檢測到與尿液中濃度相當的重金屬成分，有時濃度甚至會比尿液更高。

　　比如，馬拉松運動員得癌症的很少，就是因為他們身體裡的鉛、汞、砷這些癌症的主要元凶經由出汗排了出來。一個馬拉松運動員在跑步時流出的汗中含鉛量是正常人的20倍，可見我們光喝水排毒是不夠的，出汗對於排出毒素、預防癌症很有幫助。

　　研究發現，汗液中含有的抗菌肽能有效地抵禦病毒、細菌和真菌；出汗能有效地增強自身免疫力，提高抗菌、抗病毒的能力。一般來說，每天運動30～45分鐘，身體微

微出汗，每週5天，長期堅持，免疫力會顯著增強。

人體有三大排毒器官─腎臟、腸道、皮膚，所以身體排毒主要有三種管道─小便、大便和出汗。

我們身邊存在各種毒素，工業廢氣、PM2.5、受污染的水源、殘留的農藥、粉塵及身體代謝產生的各種垃圾……但所有的毒素無外乎兩種，水溶性毒素和脂溶性毒素。

顧名思義，水溶性毒素溶於水，所以主要由尿液的形式排出體外，由腎臟負責。那脂溶性毒素由誰負責呢？由皮膚負責！脂溶性毒素主要由汗液的形式排出體外！

腸道可以排出兩種類型的毒素，所以《黃帝內經》上說「六腑要常空」，腸道就屬於六腑之一，腸道不能滿，滿了人體就會不舒服甚至生病。

𝟹. 以汗出為度

中醫認為「汗為心之液」，出汗的過程，是陽加之於陰─身體裡陽氣蒸騰陰液，讓陰液透過肌膚腠理，也就是毛孔，到達機體表面的一個過程。所以，適當出汗是身體陽氣順暢、津液充足的一個表現。

中醫理論認為，心為火臟，心氣應於夏。一年之中，心與夏天的關係最大。人們想健康長壽就應該「順應天

時」，遵循這個規律。如果硬要與大自然「擰」著幹，逞「英雄」，身體就會受損。所以，夏天出汗其實是一件正常的事，尤其是運動後出汗。夏天千萬不可以貪涼，整天呆在空調房裡對健康沒有多大的好處。一方面，不出汗會導致身體的陰陽失衡；另一方面，不出汗會導致人體內的濕氣無法往外排。

東漢名醫華佗編了一套五禽戲，這件事最早記載在《後漢書·華佗傳》裡。華佗說，練習五禽戲一定要出汗，「沾濡汗出」，就是微微出汗、皮膚發黏，然後「因上著粉」，出汗後身上還要撲層粉，具體是什麼粉就不知道了（可能是珍珠粉）。

可惜《後漢書·華佗傳》裡沒有記載五禽戲的動作怎麼練，華佗去世200多年後，著名的道士「山中宰相」陶弘景寫了一本書《養性延命錄》，才第一次記述了五禽戲的具體動作。

陶弘景也強調，在練習五禽戲時，一定要出汗，「任力為之，以汗出為度」。

現代醫學和中國的傳統醫學並行而不悖，讓我們更加珍惜我們的傳統文化！

4. 動作導引

我們在練習這個動作的時候，也要練到「以汗出為度」。

首先要「正坐」。

人們現在坐在凳子上，雙腳垂下來的坐法，實際上是從南北朝以後從西域國家傳入的，因此也叫「胡坐」。

在唐代的正規禮儀中要「正坐」，到了宋代，雖然正坐被胡坐所取代，但在重大禮儀場合依然使用正坐。

到了現代社會，正坐雖然早已被歷史所湮滅，然其所蘊涵的文化內涵及獨特的氣質仍然是有一定意義的。

正坐講究的是由保持坐姿達到一種修身養性、修煉自身氣質、平心靜氣的自我修煉。

正坐也就是現在日本人的坐姿，席地而坐，臀部放於腳踝之上，上身挺直，雙手規矩地放在腹前（或膝上），身體中正，目不斜視。（圖94）

我教一位朋友正坐，她只能堅持一小會兒，腳背就痛得不得了了，平日裡她也總說自己的柔韌性比較差。經過一段時間的練習，她的耐受性越來越強，同時下肢的柔韌性也有了長足進步，更重要的是，她感覺心能沉靜下來，自我控制情緒的能力也提高了。

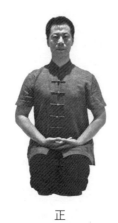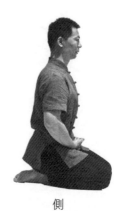

正　　　　　　　　　　側

圖 94

　　正坐，臀部坐在腳後跟上，上體立直，手心向上疊掌置於腹前，左手在下、右手在上，拇指輕觸，目光平視。（圖 95）

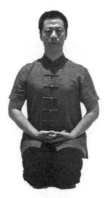

圖 95

　　分開兩手與肩同寬，兩掌向前壓實地面，手臂、大
腿與地面垂直；然後左腳收至兩手之間；目視下方。（圖
96、圖97）

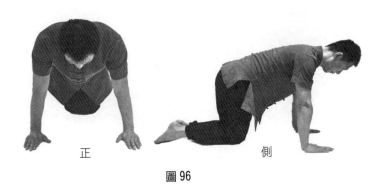

正　　　　　　　　　　　側

圖 96

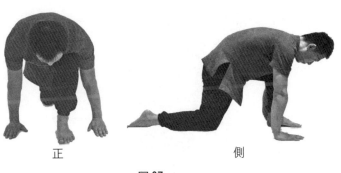

正　　　　　　　　　　　側

圖 97

重心後移，臀部坐在右腳的腳後跟上面，伸直左膝，左腳腳尖向上、腳跟向前，兩手按於身體兩側；目光平視。注意百會上領，保持身形挺拔。（圖98）

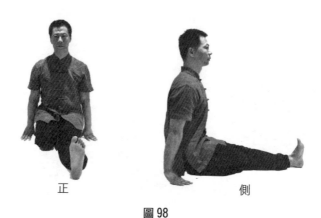

正　　　　　　　　側

圖98

左腳收回成正坐，兩手疊於腹前，目光平視。（圖99）

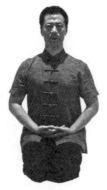

圖99

右側動作與左側相同，唯方向相反。一左一右為一遍，重複5或7遍。

大暑

掉尾回首式

原文原圖：雙拳踞地，

返首肩引作虎視，

左右各三五度。

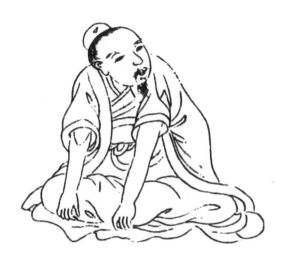

1. 放鬆才能伸展，伸展才能放鬆

大暑節氣正值「三伏天」裡的「中伏」前後，是一年中最熱的時期。

大暑分為三候：「一候腐草為螢；二候土潤溽（ㄖㄨˋ）暑；三候大雨時行。」

世上螢火蟲約有兩千多種，分水生與陸生兩種，陸生的螢火蟲產卵於枯草上，大暑時，螢火蟲卵化而出，所以古人認為螢火蟲是腐草變成的；

第二候是說天氣開始變得悶熱，土地也很潮濕；

第三候是說時常有大的雷雨會出現，這大雨使暑濕減弱，天氣開始向立秋過渡。

天氣越熱，人的情緒越容易波動。當情緒緊張或者情緒波動劇烈的時候，身體本能地就會表現出一些症狀。

比如：三國故事中，司馬昭在劉禪「樂不思蜀」時狂笑，然後心臟病突發，就這麼一下子過去了；王朗在蜀魏兩軍對壘時，被諸葛孔明活活罵得急火攻心、吐血墜馬而亡等。

現代人的工作、生活紛紛擾擾，情緒也時刻處於波動狀態，更需要平復情緒、反觀內心。

達摩祖師曾經說過：「外息諸緣，內心無喘，心如牆

壁，可以入道。」怎樣才能讓我們的心連喘氣一樣的波動都沒有呢？

　　首先就是要讓我們的身體充分舒展，只有身體充分放鬆了、舒展了，緊張的情緒才能得到緩解，心情才能變得愉悅、平靜。

　　身體最主要的支撐是脊柱，脊柱伸展了，身體才能充分舒展，所以身心要放鬆，首先就要把脊柱拉伸開來。

2. 「掉尾式」拉伸脊柱

在「易筋經」中有一個動作叫作「掉尾式」，是模仿老虎掉轉尾巴，從上下、前後、左右六個方向拉伸脊柱的專門動作。

上下拉伸：

兩腳分開與肩同寬，平行站立，兩膝伸直，十指交叉，翻轉手心向前，手臂伸直，目光平視。（圖100）

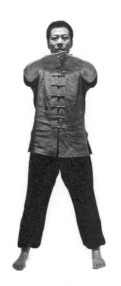

圖 100

頭頂向上伸展，雙肩和雙腳下沉，上下拉伸脊柱。

前後拉伸：

屈肘，轉手心向下，下按至手臂伸直，保持兩膝伸直，手掌下按至最低位置，目視手背。（圖101、圖102）

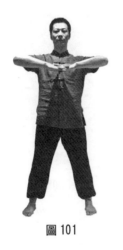

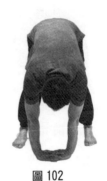

圖101　　　　　　　　圖102

抬頭目視前下方，塌腰、翹臀，前後拉伸脊柱。（圖103）

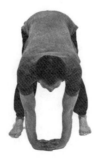

圖103

左右拉伸：

向左轉頭，同時向左擺臀，目視左臀部。回正，然後向右轉頭，同時向右擺臀，目視右臀部。（圖104、圖105）

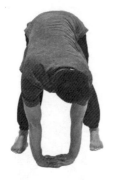
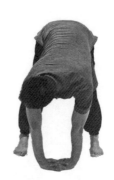

圖 104　　　　　　　　　　圖 105

再回正；然後低頭、含胸、鬆腰，屈膝，翻轉手心向上；分開雙手，從兩側上舉，兩膝緩緩伸直，目視前方；兩臂上舉至與肩同寬，手心相對，屈肘下按，自然落於體側，目光平視。（圖106～圖109）

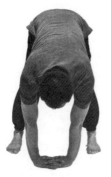
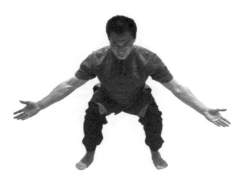

圖 106　　　　　　　　　　圖 107

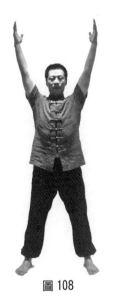

圖 108

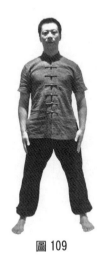

圖 109

3. 動作導引

　　正坐，兩手疊於腹前，手心向上，左手在下、右手在上，拇指輕觸，目光平視；然後雙手握拳，兩拳與肩同寬，拳面向下壓實地面；大腿、手臂與地面垂直，兩腳併攏，腳背向下壓實地面；目視下方。（圖110、圖111）

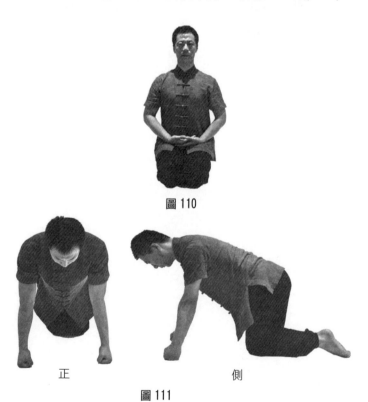

圖110

正　　　　　　　　　　　側

圖111

　　抬頭、挺胸、塌腰、翹尾，目視前上方；然後向左轉頭，同時臀部向左擺動，目視左臀部；回正，然後臀部向右擺動，目視右臀部。（圖112、圖113）

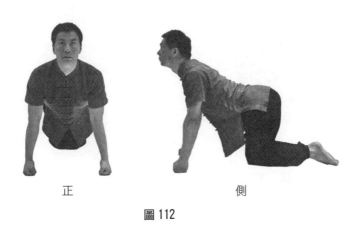

正　　　　　　　　　　　側

圖112

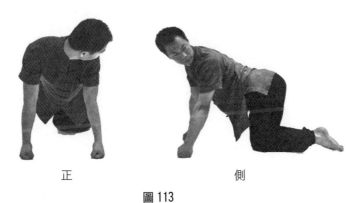

正　　　　　　　　　　　側

圖113

身體放鬆回正，目視下方；然後臀部坐在腳後跟上成正坐，兩手疊於腹前，目光平視。（圖114、圖115）

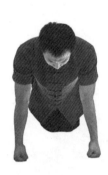

圖 114

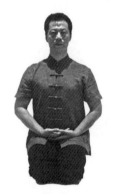

圖 115

本動作重複5或7遍。

立秋

聳身反弓式

原文原圖：正坐，兩手托，
縮體閉息聳身上踴，
凡七八度。

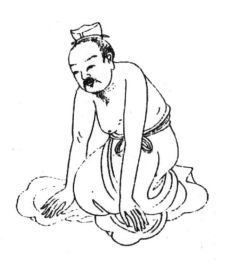

1. 背薄一寸，命長十年

「秋」字由禾與火字組成，是禾穀成熟的意思。

立秋預示著炎熱的夏天即將過去，秋天即將來臨。立秋以後，下一次雨涼快一次，因而有「一場秋雨一場寒」的說法。

立秋三候：「初候涼風至」，立秋後，我國許多地區開始刮偏北風，偏南風逐漸減少。小北風給人們帶來了絲絲涼意。「二候白露降」，由於白天日照仍很強烈，夜晚的涼風刮來形成一定的晝夜溫差，所以清晨空氣中的水蒸氣在室外植物上凝結成了一顆顆晶瑩的露珠。「三候寒蟬鳴」，這時候的蟬，食物充足，溫度適宜，在微風吹動的樹枝上得意地鳴叫著，好像告訴人們炎熱的夏天過去了。

立秋總是和「貼秋膘」聯在一起。「民以食為天」，二十四節氣與飲食的關係實在是太重要了，什麼節氣相應地吃什麼食物，不同地域的人們設計得非常精妙。不過對現代人來講，如何吃出健康來，才是更重要的選擇。貼秋膘，與活動背部正好是互補、相輔的一對關係。

由於久坐、長時間不運動或者背部脂肪堆積，所以後背肉很厚。背上肉厚的女性們基本就告別「嬌小」兩個字了，不僅如此，還會給人虎背熊腰的感覺。

俗話說：背薄一寸，命長十年。背部瘦下來，才是千

金難買的。背部最重要的一個部位就是脊柱。而脊柱是人體年輕的第二道生命線，也是五臟六腑的反射區，因為五臟六腑的神經和血管都連在脊柱上。

俗話又說：背厚一寸，人老三歲。背厚往往是因為背部脂肪堆積，這不僅會加重脊柱負擔，導致脊柱變形，還會堵塞背部經絡，導致氣血不暢通，百病則生。脊柱彎曲變形容易壓迫五臟六腑，還容易形成椎間盤突出和骨質增生，80%的慢性疾病都與脊椎彎曲變形有關。

脊柱兩邊是膀胱經，而膀胱經是人體最大的去濕排毒通路，那麼做好這條經絡的保養就有著十分重要的意義。

如果背部脂肪厚，壓迫膀胱經，就會造成排水排毒不暢，毒素堆積，形成水腫、肥胖甚至疾病。

背部健康與否，往往反映著臟腑是否正常運轉。由此可見，背部是健康的晴雨表，是人體堅實的保護屏障。所以，保養背部成了養生很重要的一點。

「捏脊」是兒童推拿手法中常用的治療方法，其實，不僅是小兒疾病，成人也可以用捏脊來治療保健：兩手沿著脊柱的兩旁，用捏法把皮捏起來，邊提捏，邊向前推進，由尾骶部捏到枕項部，重複5～10遍。捏脊可以刺激背部督脈和足太陽膀胱經及五臟背腧穴，達到調整陰陽、調和氣血，恢復臟腑功能的作用。

除了推拿以外，還要經常運動脊柱，透過脊柱的運動使整個背部活動起來，從而減少脂肪的堆積，促進氣血的循環。

2. 動作導引

　　正坐，兩手疊於腹前，手心向上，左手在下、右手在上，拇指輕觸，目光平視；然後雙手分開與肩同寬，手掌向下壓實地面；大腿、手臂與地面垂直，雙腳併攏，腳背向下壓實地面；目視下方。（圖116、圖117）

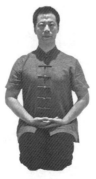

圖 116

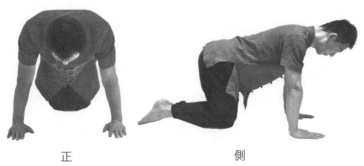

正　　　　　　　　　　　　側

圖 117

　　隨著吸氣，手臂不動，脊柱從腰椎開始向前節節舒展，塌腰、挺胸、抬頭，目視前上方。保持3或5次呼吸。隨著呼氣，手臂不動，脊柱從臀部開始向前節節收縮，背部拱起，低頭，目視肚臍。保持3或5次呼吸。（圖118、圖119）

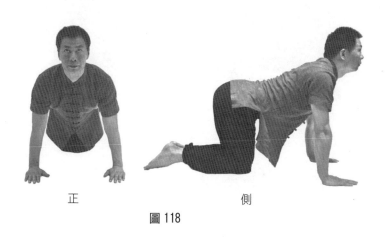

正　　　　　　　　側

圖118

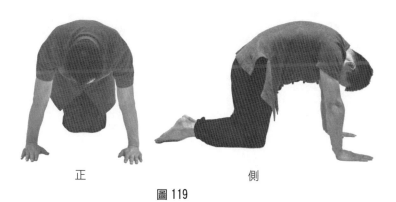

正　　　　　　　　側

圖119

身體放鬆回正，目視下方；然後重心後移，臀部坐在腳後跟上，兩手疊於腹前，目光平視。（圖120、圖121）

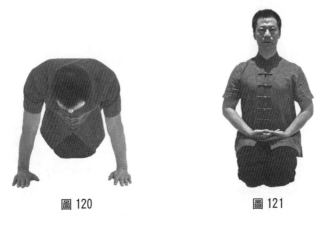

圖 120 圖 121

脊柱的一展一收為一遍，重複5或7遍。

處暑

捶揉腎俞式

原文原圖：正坐，轉頭左右舉引就，

返兩手捶背之上，

各五七度。

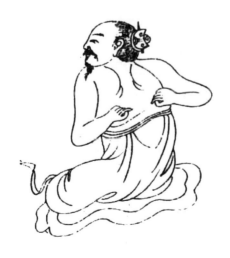

1. 按摩腎俞穴的好處

處暑，即為「出暑」，炎熱離開的意思。過了處暑，就意味著氣溫開始有明顯的下降，天氣要涼快下來了。

處暑分為三候：「一候鷹乃祭鳥；二候天地始肅；三候禾乃登。」此節氣中老鷹開始大量捕獵鳥類；天地間萬物開始凋零；「禾乃登」的「禾」是黍、稷、稻、粱類農作物的總稱，「登」即成熟的意思。

處暑之後，秋天涼風襲來，身體感知涼意，汗液往回收，津液往裡走，自然界陽氣開始收斂，人體陽氣也隨之逐漸收斂，出現「秋燥」的身體狀況，比如鼻孔乾燥、嗓子乾燥、皮膚乾燥、毛髮乾枯等。

我們經常說「人身自有大藥」，那身體裡面「去燥」的藥是什麼？又存在於哪裡呢？「燥」是乾燥，「克燥」當然要用「水」，此水不是飲用水，而是「腎水」，透過按摩和敲打腎俞穴來促使腎水生發。

腎俞穴的位置在第二腰椎棘突下，旁開1.5寸。與前面的肚臍眼齊平的就是第二腰椎，所以這個穴位還是挺好找的！

可在每日散步時，雙手握空拳，邊走邊拍打兩腎俞穴，每次拍打30～50次。

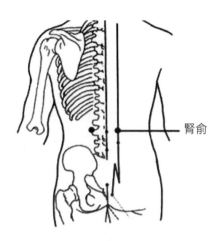

腎俞

　　要注意，腎俞穴是不能重敲擊的，特別是有腎病、腎積水的患者，如果重敲擊會加重病情！

　　除了敲擊，還可以按揉和「擦」腎俞穴。按摩腎俞穴對於腰疼、腎臟病患、精力減退等都有保健治療效果。因腎主人體水液，喜暖怕寒，按揉腎俞穴正好有利於溫補腎陽。

　　「擦」腎俞穴的時候，搓熱掌心後，把兩手放在兩腰眼的位置，掌心在腎俞穴上做一上一下摩擦的動作，透過摩擦可以讓腰部的腎俞穴位發熱，而且是從裡面往外發熱，可以增加腎臟的血流量，改善腎功能。

2. 動作導引

　　盤坐，兩手握固置於大腿根部，然後兩拳後移，拳面抵在腎俞穴（即腰眼位置），目光平視。（圖122、圖123）

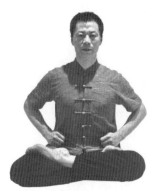

圖 122

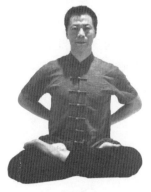

圖 123

　　兩拳慢慢向裡擠按腎俞穴，同時脊柱向上伸展，抬頭，目視前上方。（圖124）

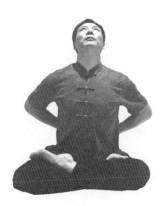

正

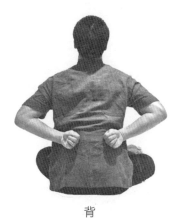

背

圖124

兩拳按壓腰眼順時針揉按36圈；再逆時針揉按36圈；接著兩拳一起輕輕捶打腰眼36次；然後頭部轉正，兩拳面輕貼在腎俞穴；最後，兩拳收回至大腿根部，目光平視。（圖125、圖126）

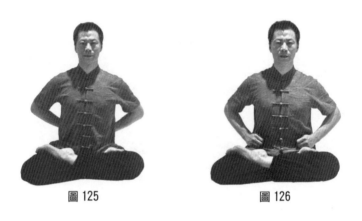

圖125   圖126

以上動作為一遍，共做3或5遍。

白露

旋脊後瞧式

原文原圖：正坐，兩手按膝，
轉頭左右推引，
各三五度。

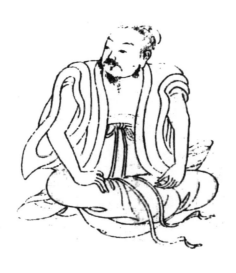

1. 身體的大樑——脊柱

露水是由於溫度降低，水汽在地面或近地物體上凝結而成的水珠。所以，白露實際上是表徵天氣已經轉涼。

到了白露，陰氣逐漸加重，清晨的露水隨之日益加厚，凝結成一層白白的水滴，所以就稱之為白露。

白露是一個多麼美麗的節氣啊！「蒹葭蒼蒼，白露為霜。所謂伊人，在水一方」。「露從今夜白，月是故鄉明。」……《詩經》和唐詩中的這些詠歎已經傳頌千年，我們相信，只要有中國人的地方，這些優美的詩句、故事還有我們的二十四節氣導引術就一定會繼續流傳下去。

白露三候：「一候鴻雁來；二候玄鳥歸；三候群鳥養羞（饈）。」

意思是說，白露節氣正是鴻雁與燕子等候鳥南飛避寒，百鳥開始貯存糧食以備過冬的時節。養羞的意思是蓄食以備冬，如藏珍饈。

群鳥蓄食是為了積蓄能量，能量就是基礎，如果我們把人體看作一個建築物，那人體的基礎是什麼呢？是龍骨，又叫脊樑骨。

龍骨是用來支撐造型、固定結構的一種建築材料，是裝修的骨架和基材，是建築中的最重要支撐。

　　對每個人而言，脊樑骨是身體的支柱，是支撐生命的大樑。所以人們經常提到一句話：「你的脊柱有多年輕，你就有多年輕！」

　　中國人都知道一個詞，叫作「戳脊樑骨」，意思是指某人做了不好的事情被他人背後詬病和譴責。

　　「戳脊樑骨」有兩層含義，一方面有背後的意思，另一方面，脊樑骨是人體的支柱，當支柱倒了，這個人的一切也都沒有了。

　　相反的意思，我們經常說「挺起脊樑骨」，因為脊樑骨就代表著人的精氣神。

　　脊樑骨就是脊柱，具有負重、減震、保護和運動多種功能。近年來，隨著現代人的工作和生活方式的改變及老齡化社會的到來，脊柱疾病的發病率正逐年呈上升並且有年輕化的趨勢，已經成為嚴重影響人類健康的重要疾病之一。

　　中國60歲以上的中老年人群中有90%的人患有脊柱疾病，在40歲以下的人群中，也有40%以上的人患有不同程度的脊柱疾患。因此，全社會都要重視脊柱疾患的健康普查和預防保健，對於學生和伏案工作者來講，不宜久坐，伏案一小時需要起來活動一下，尤其對於青少年，更是要加以重視和監督；對「低頭一族」來講，尤其不能看手機時間過長。

2.動作導引

脊柱的長度，3/4由椎體構成，1/4由椎間盤構成。在脊柱扭轉的過程中，就像擰毛巾那樣，可以擠出椎間盤中間靜態的液體；而鬆開時，新鮮的液體才能從周圍的軟組織中「嘩啦啦」地湧進椎間盤，進行新陳代謝；所以扭轉可以促進椎間盤附近的微循環，幫助維護脊柱的健康。

脊柱的扭轉不僅可以調整和逆轉腰背等部位的肌肉不平衡，還可以讓脊柱本身得到喚醒，以及更好地進行新陳代謝。

盤坐，身體立直，兩手握固按於兩膝上，目光內含。（圖127）

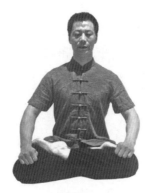

圖127

　　保持脊柱向上、兩肩下沉，同時身體向左平轉，下頜內收，頭部向左後轉動，目視左後方。保持3或5次呼吸。（圖128）

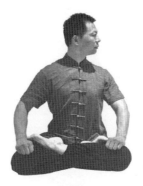

圖 128

　　放鬆回正，目光內含。（圖129）

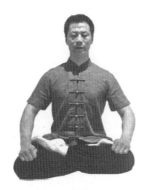

圖 129

　　右側動作與左側相同，唯方向相反。一左一右為一遍，重複5或7遍。

秋分

掩耳側身式

原文原圖：盤足而坐，兩手掩耳，
左右返側，各三五度。

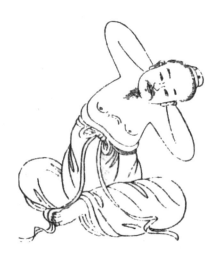

1. 豐收的象徵

秋分象徵著豐收、富足。

2018年6月21日，國務院公佈自2018年起，將每年農曆秋分設立為「中國農民豐收節」。

「分」是晝夜平分之意，「分」即為「半」，同春分一樣，秋分之日太陽直射地球赤道，晝夜相等。

據史書記載，早在周朝，古代帝王就有春分祭日、夏至祭地、秋分祭月、冬至祭天的習俗，其祭祀的場所分別稱為日壇、地壇、月壇、天壇，分設在東、北、西、南四個方向。

秋分分為三候：「一候雷始收聲；二候蟄蟲坯（ㄆㄟ）戶；三候水始涸。」

古人認為雷是因為陽氣盛而發聲，秋分後陰氣開始旺盛，所以不再打雷。因此，雷聲不但是暑氣的終結，也是秋寒的開始；由於天氣變冷，蟄居的小蟲開始藏入穴中，並且用細土將洞口封起來以防寒氣侵入；由於天氣乾燥，水汽蒸發快，所以湖泊與河流中的水量變少，一些沼澤及水窪處便處於乾涸之中。

古人根據天氣和物候，將節氣分為「分」「至」「啟」「閉」四組。

「分」即春分和秋分，古稱「二分」；

「至」即夏至和冬至，古稱「二至」；

「啟」是立春和立夏，

「閉」則是立秋和立冬。

「二分二至」是傳統的二十四節氣中非常重要的時間節點。秋分作為「二分」之一，自古便受到從官方到民間的重視。

2. 「愁」就是「秋」加「心」

秋分節氣已經真正進入秋季，作為晝夜時間相等的節氣，人們在養生中也應本著陰陽平衡的規律，使機體保持「陰平陽秘」的原則，按照《素問・至真要大論》所說：「謹察陰陽之所在，以平為期。」陰陽所在不可出現偏頗。

從中醫的角度來看，陰陽不平衡了就是「病」。「病症」雖然經常連在一起用，但是「病」和「症」是兩個概念，「病」在內、「症」在外。

人的一生，不光是身體會失衡，心理也會失衡。「傷春悲秋」的成語告訴我們，古代的文人到了秋天容易心理失衡。在現代社會，紛紛擾擾的工作和生活壓力更是讓人們隨時隨地都可能會心理失衡。

「愁」這個字很有意思，上面是「秋」，下面是「心」。

我們從小就會背「白髮三千丈，緣愁似個長」「問君能有幾多愁，恰似一江春水向東流」。不知道大家注意到沒有，詩人多悲秋，看著葉子黃了、落了，詩人們睹景思人，特別容易感受到人世無常，從而寫下一首首傷感的詩篇。

　　辛棄疾寫道：「而今識盡愁滋味，欲說還休，欲說還休，卻道天涼好個秋。」有了憂愁的情緒，應該怎麼辦呢？不良的情緒一定要有一個排泄口，不然鬱積在心裡，很容易就會患上「抑鬱症」。

　　排解不良情緒的方法有很多，比如唱歌、登山、踢場足球、朋友聚餐等，更好的方法，是從源頭上切斷產生不良情緒的導火線。

　　我們經常講一個詞——「七情六欲」。在《八段錦養生智慧》裡，講到「五勞七傷往後瞧」這個動作的時候，我們談了「七情」。那什麼是「六欲」呢？

　　《西遊記》上有這樣一個故事，唐僧收了孫悟空為徒，師徒二人剛上路就遇見了六個強盜打劫，這是取經路上的第一難，這六個強盜的名字特別有意思，分別叫作「眼看喜、耳聽怒、鼻嗅愛、舌嘗思、身本憂、意見欲」，孫悟空一棍子打死了六個強盜，象徵著他斷掉六欲，開始走上修道之路。

　　六欲指人的生理需求或慾望，舌要嘗、眼要觀、耳要聽、鼻要聞、身要撫摸、心要萬物，說來說去，人心喜歡向外求，喜歡「貪得無厭」，所以佛學上說「有求皆苦」，苦從何來？從求中來，「求」就是不良情緒的導火線。

3. 以平為期，安定心神

怎麼樣才能「離苦得樂」呢？道家養生提倡十六個字：「收視返聽、凝神入氣、調息綿綿、心息相依。」耳朵喜歡聽聲音、眼睛喜歡看外界，這是人的本能，聽到的聲音和看到的事物，不可避免地在人的內心引起波動，從而導致各種情緒的產生。而「收視」就是眼睛向裡看，「返聽」就是耳朵向裡聽。

眼睛怎麼向裡看呢？

眼睛似閉非閉，或者說七分閉、三分開，凝視鼻尖，把注意力集中在呼吸上面，一吸一呼為一次，十次為一組，默數呼吸的次數，把心漸漸地安靜下來，靜下來以後才能覺知身體的每一個細微的變化。

耳朵怎麼向裡聽呢？

在這裡，我們採用前面講過的「鳴天鼓」的傳統練習方法。

秋天要「以平為期」，秋天是抑鬱症的高發期。這個季節，一般人很容易陷入抑鬱狀態，而已經有抑鬱症的患者則有可能加重病情。這是因為從夏天進入秋天，陽光照射少，人體的生理時鐘不適應日照時間短的變化，導致生理節律紊亂和內分泌失調，因而出現了情緒與精神狀態的

紊亂。

在這個容易憂愁的季節，心怎麼才能放平呢？要「制心一處」，才能「凝心入定」，才能保持內心的安靜，而不受外界的各種侵擾。

我們都有一個本能的動作，那就是當遇到難題的時候，會情不自禁地去撓頭。

撓頭就是最簡單的一種頭皮按摩法，可以使大腦皮質的工作效率得到提高，興奮和抑制過程互相平衡，增強大腦的功能，使思維更加活躍、敏捷。

用食指彈擊後腦勺也同樣起到按摩頭部的作用。中醫上講：頭為諸陽之匯。

意思是說：頭為十二經絡的諸條陽經聚集之處，頭是一身的主宰。因此，對於控制和調節人體的生命活動起著舉足輕重的主導作用。

「鳴天鼓」時，手掌緊緊地堵住耳孔，食指從中指上彈下來，彈擊後腦，可以有效增強大腦功能。

經常對後腦勺進行彈擊，具有很好地促進頭部血液循環的作用，能夠清理血管中堆積的毒素；可以刺激頭皮上的毛細血管，使它們擴張變粗，血液循環旺盛，供給大腦組織更多的養料和氧氣。

大腦的營養充足了，精力就會更加充沛。頭皮血液循環改善了，還有利於頭髮的新陳代謝，防止頭髮脫落和變白。老年人經常按摩頭皮，能夠延年益壽。

「以平為期」是要讓我們保持一個好的心態，身和心

是相互協調、相互統一的，身體最重要的部分就是大腦，當大腦處於和諧、穩定的狀態，心也就安定了，這就是古人設計這個動作的深刻含義。

「以平為期」還表現為動作的左右對稱，透過一左一右的動作練習，均衡發展肢體兩側。

在日常生活和健身鍛鍊中，人們習慣用自己擅長的那隻手進行，長此以往，容易造成左右兩側的肌肉力量和體積不同，然後力量強的一側肌肉會牽拉脊柱慢慢側彎，從而給健康埋下隱患。

4. 動作導引

　　盤坐，身體立直，兩手握固按於雙膝上，目光內
含；然後鬆拳變掌，兩臂側起至與肩同高時屈肘，手掌掩
耳，兩肘向兩側打開，目光平視；鳴天鼓24或36次。（圖
130、圖131）

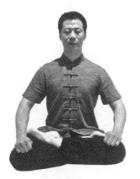

圖 130

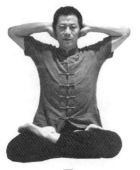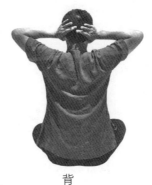

正　　　　　　圖 131　　　　　　背

　　身體右轉45°，目視右前方；然後身體右傾，右肘尖靠近右膝，同時保持兩手掌壓實耳孔，兩肘成一直線，頭部微左轉，目視左肘肘尖。保持3或5次呼吸。（圖132、圖133）

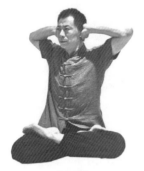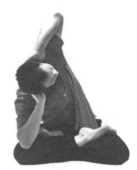

圖 132　　　　　　　　　　　　圖 133

　　還原回正，兩手拔耳（稍快速向外拔開手掌），然後兩手向前、向下，邊落邊握固按於兩膝之上，目光內含。（圖134～圖136）

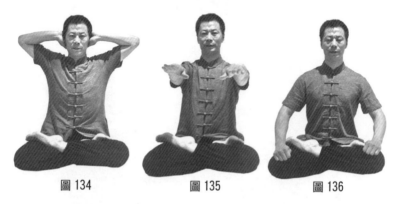

圖 134　　　　　　圖 135　　　　　　圖 136

　　右側動作與左側相同，唯方向相反。一左一右為一遍，重複5或7遍。

寒露

踢身上托式

原文原圖：正坐，

　　舉兩臂踢身上托，

　　左右各三五度。

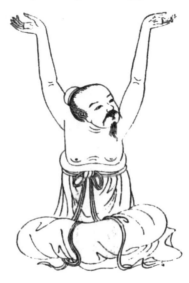

1. 脊柱越柔軟，身體越年輕

寒露的意思是，氣溫比白露時更低，地面的露水更冷，快要凝結成霜了。

寒露三候：「一候鴻雁來賓；二候雀入大水為蛤（ㄍㄜˊ）；三候菊有黃華。」

一候鴻雁來賓，俗語有云：「大雁不過九月九，小燕不過三月三。」意思是說，大雁在農曆九月九之前就都往南飛走了，而小燕在農曆三月三之前應該會飛回來。

二候雀入大水為蛤，深秋時節，古人發現天上的雀鳥都不見了，同時又發現海邊多了很多蛤蜊，故以為雀鳥變成了蛤蜊。

三候菊有黃華，九月深秋，賞菊的好日子到了。

隨著氣溫的逐步走低，身體也能感知到氣候的變化，其中很典型的一個表現就是身體變得僵硬了。氣溫低，人體的肌肉血管都收縮，收縮使肌肉供血少，溫度降低，就表現出僵硬；同時，氣溫低還使得感覺的靈敏度增強，稍微的刺激就會讓身體產生強烈的感覺和反應。

舉個例子，夏季磕磕碰碰一下，似乎沒什麼，但冬季隨便一碰，就覺得特別疼。

身體是否僵硬笨拙，主要表現在脊柱上。一隻老虎和

一匹馬，雖然馬的力氣比虎大，但是虎的脊柱比馬靈活，所以虎的本領就比馬大。

脊柱健康最主要的衡量標準是韌性、強度、彈性。

脊柱最大的功能就是減輕衝擊力、消減負荷，而脊柱柔韌性的減弱是人體衰老的最早徵兆，不僅讓人的背直不起來，還會誘發一系列的疾病。

特別是氣溫降低的時候，更要讓脊柱動起來，這樣才能使身體充滿活力。

2. 「前三田」和「後三關」

踴，音為ㄩㄥˇ，有往上跳的意思，出自《廣雅》。

身體怎麼往上跳呢？這實際上指的是脊柱的向上跳動，像波浪一樣，從下往上、節節貫串地跳動。

從解剖學的角度來看，踴身的動作是在鍛鍊脊柱。

觀察動物的奔跑和捕捉，脊柱主宰了身體的「縮漲」，使得動物在快速的奔跑中如「彈簧」般竄進。「脊柱」是一個多關節的連接，每個關節都是一個動力機構，使得脊柱蘊含了強大的能量，那麼開發好脊柱就是把這個強大的能量運用出來。

人在日常活動中，顯意識是不關心脊柱的，都是四肢自作主張，想幹嘛幹嘛。時間長了，人的身體就散了，完全是一團碎片。

本來四肢都是脊柱的僕人，現在僕人都覺得自己厲害了，成了主子。既然脊柱無須去指揮四肢了，那麼脊柱周圍的筋肉也就僵死了，毫無生氣。

從道家修煉的角度來看，踴身的動作是在鍛鍊「三田」和「三關」。

道家流傳於世的《內經圖》是修煉內丹的指導手冊，在《內經圖》的右側，從下往上依次有「尾閭下關」「夾

內經圖

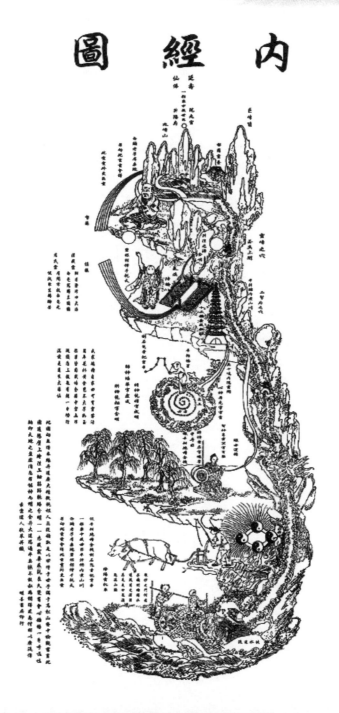

脊中關」「玉京上關」，與人體前面的下、中、上三丹田相對應，總稱「前三田、後三關」，是人體修煉的重要關竅。

丘處機，號長春子，在他的著作《秘傳大丹直指》（陳攖寧審定）中記載：「元氣積聚，上無路可通，只得下穿尾閭，由尾閭而夾脊、而玉枕、而泥丸，而背後氣通也。前升之氣忽引後升之氣上而復下，下而復上，玄門所謂河車運轉，夾脊雙關透頂門，常使氣衝關透節者也，總之是任督二脈通。任起中極之下，上至咽喉，屬陰脈之海，二脈相通，百脈皆通。」

脊柱的作用，就是把丹田裡的先天精氣，源源不斷地運輸到心臟和大腦。

3. 動作導引

盤坐，兩手握固置於大腿根部，目光內含。（圖137）

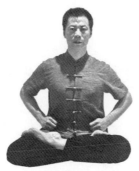

圖137

鬆拳變掌，手掌內旋，雙手向兩側打開，手心向後，手臂自然伸直，雙手擺至與腰同高，目光平視。（圖138）

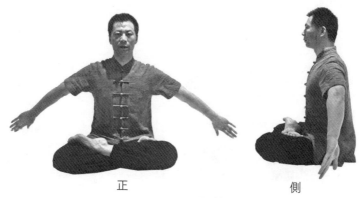

正　　　　　　　側

圖138

以腰腹帶動兩臂外旋，轉手心向上，屈肘，兩掌收至腹前，目光內含。（圖139）

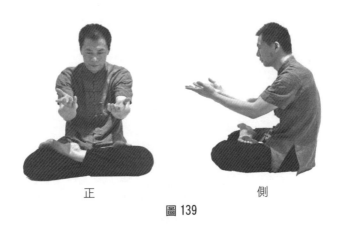

正　　　　　　　　側

圖139

手掌內旋，以腰腹帶動兩臂向兩側打開，手心向後，手臂自然伸直，雙手擺至與肩同高，微抬頭，目視前上方。（圖140）

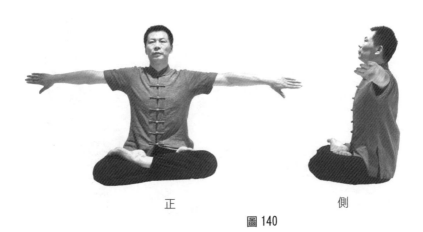

正　　　　　　　　側

圖140

以腰腹帶動兩臂外旋，轉手心向前，屈肘，兩掌收至腰側，手心向上，目光平視。（圖141）

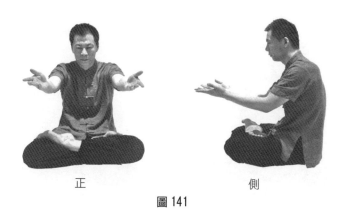

正　　　　　　側

圖141

手掌內旋，以腰腹帶動兩臂向兩側打開，手心向後，手臂自然伸直，雙手擺至肩上方，抬頭目視前上方。（圖142）

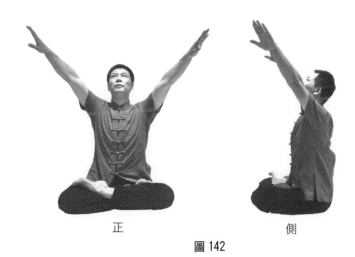

正　　　　　　側

圖142

　　轉手心向下，邊落邊握固，置於大腿根部，目光平視。（圖143、圖144）

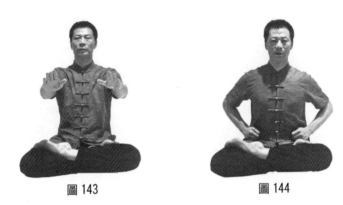

圖143　　　　　　　　　　圖144

　　以上動作為一遍，重複5或7遍。

霜降

兩手攀足式

原文原圖：平坐，紓兩手，攀兩足，
用膝間力縱而復收，
五七度。

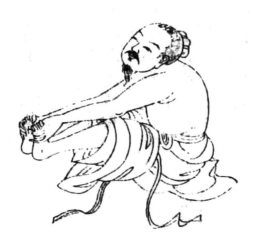

1. 核心肌群的重要性

霜降分為三候：「一候豺乃祭獸；二候草木黃落；三候蟄蟲咸俯。」意思是豺狼將捕獲的獵物排列後再食用；此時樹葉枯黃；各種昆蟲也不見了蹤跡。

深秋時節，萬物蕭瑟，身體要產生足夠的熱量才能對抗即將到來的嚴寒。在安靜的狀態下，內臟是人體最大的產熱部位，主要集中在胸腹部，尤其是腹部；當人體處於運動狀態時，產生熱量主要是依靠肌肉，胸腹部位的肌肉不僅提供熱量，還支撐著身體以一定的姿勢完成動作，所以不管是安靜還是運動狀態，腹部對供給人體熱量都具有重要作用。

不知道從什麼時候開始，在健身領域開始流行一個詞「核心力量」，可核心力量到底是什麼呢？

核心力量就是核心肌群的力量，核心肌群是指由腹斜肌、腹直肌、豎脊肌及下背肌等組成的一個肌肉群，這些肌肉主要集中在胸腹部。

之所以能被冠上「核心」的名字，是因為它真的太重要了，它的存在支撐著我們的上半身能夠保持直立，不管別的肌肉練得多好，如果核心部位很薄弱，那麼你的身形還是會給人感覺歪歪扭扭、弱不禁風。

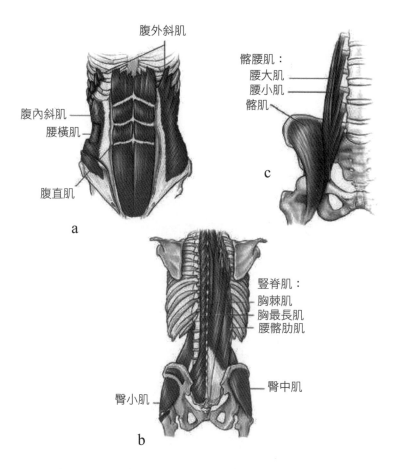

腹外斜肌

腹內斜肌
腰橫肌

腹直肌

a

髂腰肌：
腰大肌
腰小肌
髂肌

c

豎脊肌：
胸棘肌
胸最長肌
腰髂肋肌

臀中肌

臀小肌

b

　　當核心肌群力量足時，能保護腰椎穩定，收緊腹部肌肉線條，保持身體的中立和改善體態，不駝背不弓腰，久坐也不腰酸背痛。

　　核心弱的人，因脊椎少了支撐保護，容易駝背、姿勢歪斜，也更容易腰酸背痛。

　　做任何動作時，先啟動的是核心，核心越強，運動徵召的肌肉纖維越多，動作就更輕鬆靈敏。

2.《黃帝內經》中的解剖知識

談起中國傳統文化對身體的認識，首先浮現在大家腦海裡的就是經絡、臟腑、氣血、精氣神等名詞，很多人據此就以為傳統文化不講解剖學、不講人體結構、不講肌肉力量訓練，這其實是一種很大的誤解。

比如說「解剖」這個詞從哪裡來的？《黃帝內經》！

很多人以為《黃帝內經》裡講的都是氣血、藥方、經絡等知識，其實不然，《黃帝內經》裡面70%的內容都與解剖有關。而且古人也非常重視肌肉力量鍛鍊，比如《易筋經》中就記載了大量的「行功法」，目的是練得「生出神力」，使人的肌肉、骨頭「硬如鐵石」等。

面對人的身體，不管是西方文化還是東方文化，不管是傳統科學還是現代科學，只是觀察和研究的角度不同，歸根到底，身體作為研究的客體，它是唯一的、恆定的。

所以起源自美國的「肌筋膜理論」和中醫的「經筋學說」就很相似，都是由一張網狀的結構來認識身體各個部分之間的關聯。

同樣的道理，太極拳講究「以腰脊為第一之主宰」，講究「以腰為軸」。我們把這句話換個角度看，實際就是說在太極拳練習中要注重「核心力量」。

　　有位朋友，練了多年的太極拳，總感覺自己的水準停滯了，好像到了一個瓶頸期。

　　我仔細詢問和觀察了他練拳的過程，發現他的整個練習過程中，除了簡單的熱身活動和壓腿以外，基本上都是在練習套路。

　　在接下來的一段時間中，我讓他在每天的練習中增加20～30分鐘的核心力量訓練，結果不到半個月，他就興沖沖地告訴我，感覺自己的動作練起來更輕鬆、更放鬆、更有氣韻了。

3. 動作導引

　　臀部壓實地面，伸直兩膝，併攏雙腳，腳尖向上，雙手按在身體兩側；然後舉起雙手，手臂伸直，手心相對，手指向上；目光平視。保持3或5次呼吸。（圖145、圖146）

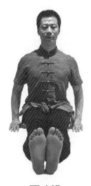

圖 145

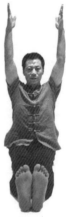

圖 146

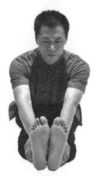

圖 147

　　身體前俯45°，兩手握住腳踝，目視腳尖。（圖147）

　　屈膝，收回雙腳；然後身體後仰45°，同時左腳向前
上方伸出，伸直左膝；然後伸直右膝；目視腳尖；保持3
或5次呼吸。（圖148～圖150）

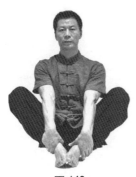

圖 148

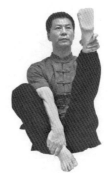

圖 149

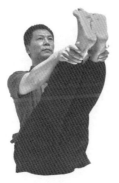

正

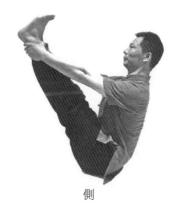

側

圖 150

　　屈膝放鬆，雙腳下落；然後伸直雙膝，腳尖向上，雙手按於身體兩側，目光平視。（圖151、圖152）

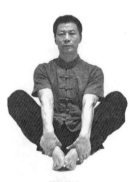

圖 151

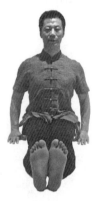

圖 152

立冬

推掌轉頭式

原文原圖：正坐拗頸左右顧，

兩手左右托，

各三五度。

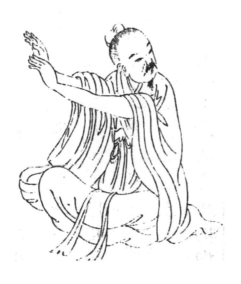

1.冬天養藏

立冬三候：「一候水始冰；二候地始凍；三候雉入大水為蜃（ㄕㄣˋ）。」

此節氣水已經能結成冰；土地也開始凍結；三候「雉入大水為蜃」中的雉即指野雞一類的大鳥，蜃為大蛤，立冬後，野雞一類的大鳥便不多見了，而海邊卻可以看到外殼與野雞的線條及顏色相似的大蛤。所以古人認為雉到立冬後便變成大蛤了。

《黃帝內經》上說「冬三月，此謂閉藏」，要把人的精氣都藏起來，如果出門鍛鍊，也一定要等太陽出來以後才能外出。這叫作：「此冬氣之應，養藏之道也。」

經常有人問我這樣一個問題：冬季的早上適合鍛鍊嗎？

冬季晨練當然可以，但中國大部分地區的冬季早上空氣品質較差，如果要鍛鍊，最好是等太陽出來以後再進行。所以《黃帝內經》上說「早臥晚起，必待日光」，不要摸黑去鍛鍊。為什麼要這樣呢？為的是「無擾乎陽」，不要打擾了陽氣的生發。

「養藏」養的是什麼呢？

養的就是「陽氣」！

　　頭為諸陽之會，手三陽、足三陽這六條陽脈都經過頭部，所以我們又稱頭為「六陽會首」。

　　中醫認為：陽化氣，陰成形。若陽氣不足，則氣化不利，痰濁水飲等陰邪就會凝滯，滯塞不通即變成囊腫、增生、腫塊等陰性病理產物。

　　所以，一個人的陽氣充足，則身體健康；陽氣不足，就開始百病叢生了。

　　我們古人早就觀察到這一點，《黃帝內經》裡說：「陽氣者，若天與日，失其所則折壽而不彰。」意思是，陽氣就像天上的太陽，有了陽氣萬物才能生長，若陽氣不足，則折壽短命。

　　頭位於身體最高處，得陽氣最足，但是，一旦輸送陽氣的通道——頸椎出了問題，也會使陽氣不能順利通達，從而導致陽氣不足。

2. 頸椎病的危害有多重

剛出生的嬰兒，頭的重量占了體重的四分之一，所以他是抬不起頭來的，每個寶寶都遵循著抬頭、翻身、坐、爬、站、走、跑、跳的身體運動發育規律。3個月的寶寶在趴著時，頭只能夠抬起45°。到了第4個月，寶寶俯臥時上身可以完整抬起，能抬頭與平面成90°。

那成年人的頭有多重呢？

一個成年人的頭部重量在4.5～5.5公斤，頭的重量約占成年人體重的7.7%。我們姑且按5公斤來計算。低頭的動作雖小，危害卻很大，而且低頭的度數越大，頸椎的壓力也就越大。

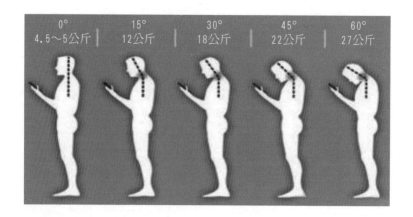

　　據不完全統計，中風患者中有90%以上都有頸椎病，可怕的是很多人都不注意，到中風後才發現是頸椎病誘發了腦部神經壓迫，從而導致了中風。

　　很多頸椎病患者因椎動脈痙攣、栓塞而誘發為腦梗塞、腦萎縮等疾病；也有很多頸椎病患者由於脊椎受壓，頸椎的交感神經末梢受損，導致供血不足，最後導致為經常性耳鳴甚至耳聾的嚴重後果。

　　所以低頭時間不要超過1小時，最好低頭十來分鐘就適當抬起頭來，放鬆一下肩頸部的肌肉。

　　用「下巴尖寫字」可以起到鍛鍊頸椎、舒緩頸部肌肉的作用，對預防頸椎病有一定的效果，但不可以治療頸椎病。因此，只適合頸椎不適、頸椎病初期的人。

　　當頸椎病比較嚴重的時候，最好是在專業醫生的建議下做此類保健操。

　　尤其，這四類人不宜用「下巴尖寫字」：有脊髓型頸椎病的中老年人；病情嚴重的椎動脈型頸椎病患者；頸部轉動時疼痛比較厲害的人；高血壓患者。

3. 頸椎上的重要節點

　　天柱穴在人體後髮際正中旁開1.3寸（即2公分）的位置，在這個位置你能摸到脖頸處有塊突起來的肌肉，也就是人體的斜方肌，在這塊肌肉的外側凹陷處也就是天柱穴的位置。

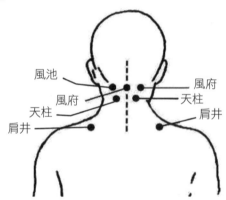

　　《穴名釋義》載：人體以頭為天，頸項猶擎天之柱，穴在項部方肌起始部，天柱骨之兩旁，故名天柱。

　　天柱穴的主治病症有頸椎兩側肌肉酸痛、落枕、五十肩、高血壓、目眩、頭痛、眼睛疲勞等。該穴位是治療頭部、頸部、脊椎及神經類疾病的首選穴位之一。透過按摩天柱穴，可以治療肩膀肌肉僵硬、酸痛等，還可以讓宿醉者減少頭疼、頭暈症狀，緩解憂鬱的情緒等。

能治療肩膀肌肉僵硬、酸痛的穴位有三處。

第一處是頸項左右2公分處的「天柱」。

第二處是「肩井」。

第三處是肩胛骨內側的「膏肓」。

凡治療頸部以上異常之處，都離不開「天柱」，當眼睛發澀、髮乾、視物模糊的時候，按摩天柱穴還能使眼睛變得明亮有神。

我們都知道，頸椎有七節，除第一頸椎和第二頸椎外，其他頸椎之間都夾有一個椎間盤。頸椎間盤是一個富有彈性的軟骨組織，它具有調節壓力、緩衝震動，並連接相鄰椎體形成關節的功能。

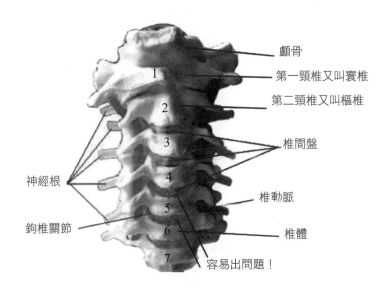

　　正常的頸椎間盤富含水分，隨著年齡的增大及老化，其含水量減少，彈性降低。

　　椎間盤的老化速度除了年齡因素外，還有一個重要原因就是不恰當的用力和勞損。

　　研究發現，人的第四、五、六頸椎由於活動度最大，其受力也最高，是最容易發生退變的節段。

　　白領工作人員如果平時不注意休息，這兩個節段的頸椎間盤突出幾率最大，也就是臨床上頸椎四五、頸椎五六的椎間盤突出患病率最高的原因。

　　其實，中醫很早就認識到了這個問題。中醫把第四、五、六節頸椎合稱為「天柱骨」，又名旋台骨、玉柱骨、頸骨、大椎骨。在乾隆初年出版的《醫宗金鑒》這本書中，有《正骨心法要旨》這一篇，專門指出：「旋台骨，即頭後頸骨三節也。」

　　大椎穴，又叫作百勞穴、上杼（ㄓㄨˋ）穴。

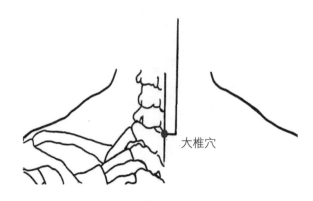

大椎穴

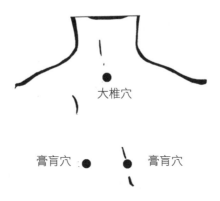

大椎穴

膏肓穴　　　　　膏肓穴

大椎的意思：大，多也。椎，錘擊之器也，指穴內的氣血物質為實而非虛也，穴內的陽氣充足滿盛如椎般堅實，故名大椎。

百勞的意思：百，數量詞，多之意。勞，勞作也；指穴內氣血為人體的各條陽經上行氣血彙聚而成。

上杼的意思：上，上行也。杼，織布的梭子，此指穴內氣血為堅實飽滿之狀。

總而言之，大椎穴也是手足三陽經和督脈的陽氣相交匯的一點，是陽氣到達頭部的重要節點。

4. 動作導引

盤坐，手掌抱頭，兩手拇指順時針緩慢持續地用力揉按天柱穴36圈；輕閉雙目。（圖153）

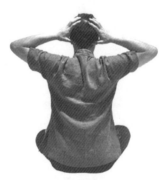

圖 153

鬆開雙手，合掌立於胸前，目光平視。（圖154）

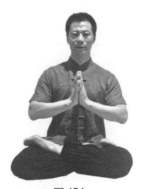

圖 154

雙手向右前方緩緩推出，至手臂伸直，手心向前，同時向左轉頭，目視左前方。（圖155）

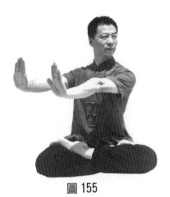

圖155

放鬆還原，合掌立於胸前，目光平視。（圖156）

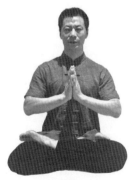

圖156

右側動作與左側相同，唯方向相反。一左一右為一遍，重複5或7遍。

小雪

按壓曲池式

原文原圖：正坐，一手按膝，
挽肘，左右爭力，
各三五度。

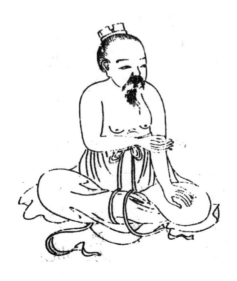

1. 保健心腦血管

　　此時大地尚未過於寒冷，雖開始降雪，但雪量不大，故稱小雪。

　　小雪三候：「一候虹藏不見；二候天氣上升、地氣下降；三候閉塞而成冬。」冬季降水的形式從雨變為雪，空氣中缺少小水珠，彩虹難以形成；而陽氣上升，陰氣下降，導致天地不通、陰陽不交；因此，萬物失去生機，閉藏而成冬季。

　　隨著氣溫的逐步下降，低溫促使血壓和血液黏稠度升高，從而容易誘發心腦血管疾病。所以如果我們冬季到南方去旅遊，會發現外地人特別是北方人的數量特別多，甚至超過了本地人，為什麼北方人尤其是老年人喜歡到南方候鳥似的過冬度假呢？很大程度上就是因為北方的冬天太冷，老年人容易發生心腦血管問題，而在溫暖濕潤的南方，發病的機率就大大降低了。

　　除了氣候因素，保健心腦血管的方法還有很多，比如調理飲食、加強運動等，在運動方面，把動作導引和按摩穴位相結合，是從古至今已被證明行之有效的一個好方法。

2. 奇妙的穴位

　　我們講了很多穴位，可能讀者朋友會問，那麼多穴位，有什麼好辦法能對它們進行歸類呢？其實我們古人早就注意到這一點了，先人們用水的源流來比喻各經脈運行從小到大、由淺入深、自遠而近的特點。

　　首先是「井」穴，多位於手足之端，喻作水的源頭，是經氣所出的部位，這叫作「所出為井」。

　　接下來是「滎」穴，多位於掌指或蹠趾關節之前，喻作水流尚微，曲曲折折未成大流，是經氣流行的部位，這叫作「所溜為滎」。

　　往下是「輸」穴，多位於掌指或蹠趾關節之後，喻作水流由小而大、由淺注深，是經氣漸盛，由此注彼的部位，所以叫作「所注為輸」。

　　再往下是「經」穴，多位於腕踝關節以上，喻作水流變大，暢通無阻，是經氣正盛運行經過的部位，即「所行為經」。

　　最後是「合」穴，位於肘膝關節附近，喻作江河水流匯入湖海，是經氣由此深入，進而會合於臟腑的部位，謂之「所入為合」。

　　「井、滎、輸、經、合」這五類穴位各有其臨床應

用,《難經・六十八難》說 :「井主心下滿,滎主身熱,輸主體重節痛,經主喘咳寒熱,合主逆氣而泄。」

在這個節氣的動作裡,「挽肘」的要點是按壓曲池穴。

曲池穴,是大腸經的合穴,是大腸經當中經氣最強盛的一個穴位,所以刺激曲池穴,不僅可以疏通大腸下行之路,還可以改善人體上實下虛之症,也就是可以降血壓。

說到血壓,大家要注意,血壓高和高血壓不是一回事。人體是一個智慧的系統,它會根據人體面對的環境的緊急程度來調節血壓,因而健康的人也可以血壓高。

比如,生氣大怒之時,你就會覺得氣血上湧,頭暈目眩,人很容易摔倒。此時,如果有人讓你做深呼吸,讓氣血下行,明顯能感覺到症狀減輕。如果再出去溜達一圈消消氣,血壓也就正常了。

但高血壓就不同了,絕大多數高血壓,都為上實下虛症,也就是血全跑到上焦了,而下焦的氣血不足了,所以人體的上半部氣血過足,而下半部氣血偏虛,這就是上實下虛之症,也就是我們通常所說的高血壓。

曲池穴主「逆氣而泄」,所以按壓曲池穴有明顯的降壓作用。另外,同樣的道理,同處於手肘關節處的手厥陰心包經上的曲澤穴、手少陰心經上的少海穴,也都有降壓作用。

3. 動作導引

盤坐，兩手握固按於膝上，目光內含。（圖157）

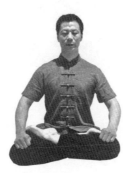

圖 157

　　右手握左肘，食指按壓在曲池穴上，隨著食指用力按壓，頭部左傾，左耳盡量靠近左肩，目視前方，保持3或5次呼吸。（圖158、圖159）

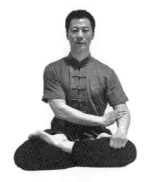

圖 158

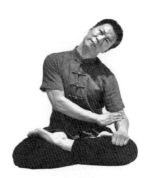

圖 159

放鬆回正，兩手握固按於兩膝之上；目光內含。（圖160）

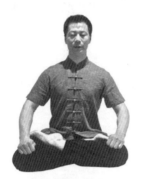

圖 160

右側動作與左側相同，唯方向相反。一左一右為一遍，重複5或7遍。

大雪

起身撐掌式

原文原圖：起身仰膝，兩手左右托，兩

足左右踏，各五七度。

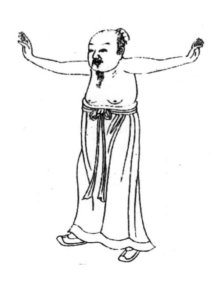

1. 靜極而生動

大雪的意思是天氣更冷，雪往往下得大且範圍也廣。

大雪時節分為三候：「一候鶡鴠（ㄏㄜˊ ㄉㄢˋ）不鳴；二候虎始交；三候荔挺出。」這是說此時因天氣寒冷，鶡鴠就是寒號鳥，不再鳴叫了；此時是陰氣最盛時期，所謂盛極而衰，陽氣已有所萌動，老虎開始有求偶行為；「荔挺」為蘭草的一種，感受到陽氣的萌動而抽出新芽。

盛極而衰、靜極而動，這是中國傳統哲學的一個重要觀點。

《太極圖說》是宋代周敦頤先生為其《太極圖》寫的一篇說明，全文只有249個字，但對後世影響很大。該文認為，「太極」是宇宙的本原，人和萬物都是由於陰陽二氣和水火木金土五行相互作用構成的。

《太極圖說》一開頭就寫道：「無極而太極。太極動而生陽，動極而靜，靜而生陰，靜極復動。一動一靜，互為其根。」這一點和大雪節氣有異曲同工之妙，都體現了「靜極而動」的宇宙運行法則。

2. 「動起來」的動力是什麼

《黃帝內經》裡面描寫了人的氣血和運動的關係：「人生十歲，五臟始定，血氣已通，其氣在下，故好走；二十歲，血氣始盛，肌肉方長，故好趨；三十歲，五臟大定，肌肉堅固，血脈盛滿，故好步；四十歲，五臟六腑十二經脈，皆大盛以平定，腠理始疏，榮華頹落，鬢頗斑白，平盛不搖，故好坐；五十歲，肝氣始衰，肝葉始薄，膽汁始減，目始不明；六十歲，心氣始衰，若憂悲，血氣懈惰，故好臥。」

在古漢語中，「走」是「快跑」的意思；「趨」指的是「快走」；「步」的意思是「行走」，大家看，隨著年齡的增長，速度也呈遞減的趨勢。

從上面這段描述可以看出，當人的氣血充足，人本能地就要動起來；當氣血不足的時候，實際上人是不願意運動的。

我們經常說一個人很「強壯」，把這個字分開來看，強是「內強」、壯是「外壯」，五臟六腑氣血充足是內強，肌肉骨骼腠理密固是外壯，內因決定外因，裡面的「強」比外面的「壯」更重要。

可惜的是，很多人更多地注意外壯，而不重視內強。

凡是在運動中猝死的情況，大多是因為「內不夠強」，在大強度、大運動量的刺激下，內不能夠支撐外，從而導致意外的發生。

古人說「養生以不傷為本」，就是指要保養好自己的五臟六腑，使人氣血充足，從而自覺自願地手舞之、足蹈之。

3. 動作導引

　　人生百病，皆因氣血不通；氣血暢通，健康一生。氣血的流暢和平衡是氣血發揮正常生理功能的基礎，也是人體健康的基本條件。

　　中醫認為，氣血失和就會產生疾病，氣血阻滯就會產生疼痛。所以，我們要讓氣血周流全身，到達肢體的每一個最末梢—手指和腳趾。

　　開步站立，兩腳平行，與肩同寬，腳尖朝前，兩膝自然伸直；胸前合掌；目光平視。（圖161）

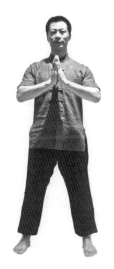

圖 161

　　兩肘上抬、兩掌放平，然後兩掌前推至前平舉，再向兩側打開成側平舉；目光平視。（圖162～圖164）

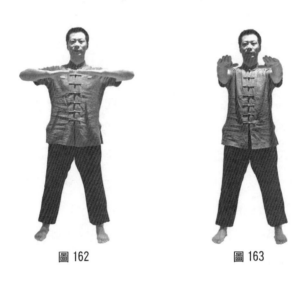

圖162　　　　　　　　　　　圖163

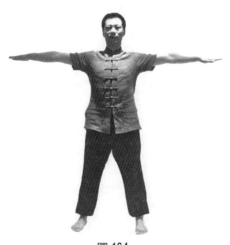

圖164

立掌，沉肩、墜肘，掌根外撐，肩胛骨緊靠在一起，腳趾抓地，目光平視。（圖165）

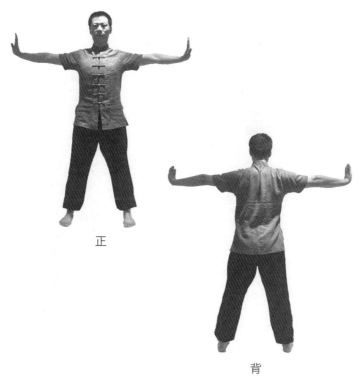

正

背

圖165

繼續保持均勻緩慢的呼吸，一吸一呼為一次，3次或5次為一組。保持一組（或兩組、三組），等到身體發熱，後背微微出汗，然後隨著呼氣，全身放鬆，手掌放平，手臂向前平擺至前平舉，屈肘回收，合掌立於胸前。（圖166、圖167）

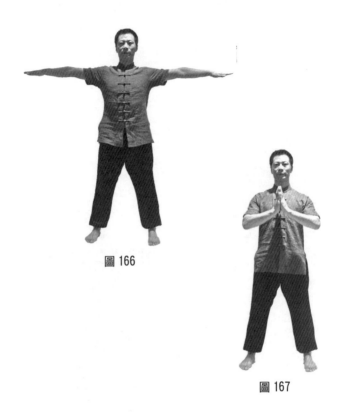

圖 166

圖 167

　　如果下面要接坐式的練習，則兩掌自然落於體側，活動一下雙腳，然後慢慢坐在墊子上繼續練習。

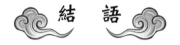

結　語

　　2016年11月30日，中國申報的「二十四節氣——中國人透過觀察太陽周年運動而形成的時間知識體系及其實踐」被列入聯合國教科文組織人類非物質文化遺產代表作名錄，使二十四節氣作為中國傳統文化的優秀代表和獨特存在走進了世界各國人民的文化視野中。

　　「二十四節氣」既是天文與農學兩方面知識緊密結合的知識體系，又是古代中國人由觀察太陽週期運動來指導人們生產與生活的知識體系和社會實踐，是「中國的第五大發明」。

　　自古以來，中國人形成了自己獨有的時間單位：歲、時、月、旬、節氣、日、時辰、刻等，所以二十四節氣首先是一種計時方式，是古人根據地面日影的規律性變化而人為劃分出來的時間制度，人們把地球公轉軌道的一周（360°）從太陽黃經0°起，自西向東度量，按15°一份分為二十四個等份，每等份間的交接點就是一個節氣，共二十四個節氣。具體包括：立春、雨水、驚蟄、春分、清明、穀雨，立夏、小滿、芒種、夏至、小暑、大暑，立秋、處暑、白露、秋分、寒露、霜降，立冬、小雪、大雪、冬至、小寒、大寒；其中有8個反映了季節變化

（即二分二至和四立），5個反映了溫度變化（即小暑、大暑、處暑、小寒、大寒），7個反映了降水變化（即雨水、穀雨、白露、寒露、霜降、小雪、大雪），4個反映了物候變化（即驚蟄、清明、小滿、芒種）。

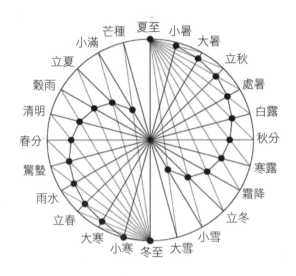

　　二十四節氣傳承久遠、傳播廣泛、形式多樣、內涵豐富，遵循著順天應時、循時而動的法則，是古代民眾在長期實踐中不斷求索、認知、總結的智慧結晶，根據自然界和時間的變化來調整自己的行為，已達到天人合一的終極追求，它所蘊涵的中華文明的宇宙觀和核心價值理念，反映了中華民族對於人與自然之間關係的深刻理解。

　　二十四節氣不僅關乎生產，亦深繫生活，不少節氣諺語都是對生活的指導，如「一場秋雨一場寒，十場秋雨換上棉」「立夏栽茄子，立秋吃茄子」「穀雨過三天，園裡看

牡丹」「夏至餛飩冬至團,四季安康人團圓」等,從穿衣飲食到娛樂休閒,無不涉及。可惜隨著農耕社會的消亡,二十四節氣已經被大多數現代人逐漸淡漠甚至遺忘。

《黃帝內經‧靈樞》中說:「故智者之養生也,必順四時而適寒暑,和喜怒而安居處,節陰陽而調剛柔。」這種順應四時、結合陰陽的養生理念正體現了二十四節氣的時代內涵。

在現代社會,物質生活水準的提升促使人們越來越注重生命的安全與健康,二十四節氣養生強調人要主動適應自然的節拍,根據不同的節氣適時調整自己的行為、飲食與精神,這對強身健體、延年益壽具有積極作用。

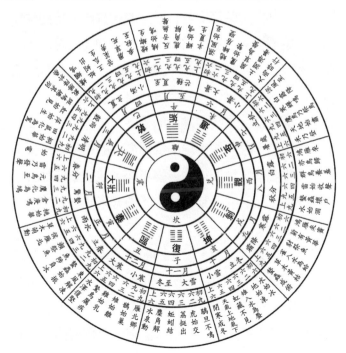

二十四節氣中的每一個節氣，表示的是地球在繞太陽運行軌道上的一個特定位置，因此節氣本質上是一個瞬間時刻，而不是一個時段。以 2015 年立春節氣為例，其確切時間為 2015 年 2 月 4 日 11 時 58 分 27 秒。不過，在民間實際應用中，節氣卻通常被理解為一段時間，而不只是某一天或某一瞬間。中國古人之所以要創造出二十四節氣曆法系統，主要是為了將其作為農業生產的基本指導。春耕、夏耘、秋收、冬藏，農事活動總是需要一個較長的時間週期，不限於一日；農作物的生產發育也不能由暫態的氣象條件決定，而是需要一段時間的氣象條件作為保證。

同樣的道理，《二十四節氣導引》中的動作也不是針對某一天或某一個時刻而進行設計的，實際上這些動作反映的是人體氣血的發展趨勢和生命狀態的運行趨勢，這一點在「七十二候」中體現得尤為明顯，如大雪節氣三候「荔挺出」，「荔挺」為蘭草的一種，感受到陽氣的萌動而抽出新芽，這就是我們常說的「冬天來了，春天還會遠嗎」？所以動作設計要體現出這種發展的趨勢，支撐動作設計的文化和理念也要符合這種趨勢，並在動作練習中由肢體的導引、氣息的控制、意念的調整來體會和驗證這種趨勢。

從一年的循環來說，二十四節氣體現了春生、夏長、秋收、冬藏的規律；從一天的循環來看，早晨，陽氣升起；中午，陽氣最盛；下午，陽氣下降；晚上，陽氣收藏、歸根。二十四小時十二時辰體現了這個規律。可見，

大到一年、小到一天，陰陽消長、生死輪迴的變化規律是
一樣的。再擴展來看，易經的八卦、八八六十四卦的規
律，乃至世界上的一切事物的產生、發展、興盛、滅亡的
規律，這些陰中有陽、陽中有陰、陰陽消長、動靜轉化、
順逆進退、福禍相依、生老病死、生生滅滅、生生不息的
規律，都是一樣的。

時間	23-1	1-3	3-5	5-7	7-9	9-11	11-13	13-15	15-17	17-19	19-21	21-23
時辰	子	丑	寅	卯	辰	巳	午	未	申	酉	戌	亥
經絡	足少陽膽經	足厥陰肝經	手太陰肺經	手陽明大腸經	足陽明胃經	足太陰脾經	手少陰心經	手太陽小腸經	足太陽膀胱經	足少陰腎經	手厥陰心包經	手少陽三焦經
月	十一	十二	正月	二	三	四	五	六	七	八	九	十
節氣	大雪冬至	小寒大寒	立春雨水	驚蟄春分	清明穀雨	立夏小滿	芒種夏至	小暑大暑	立秋處暑	白露秋分	寒露霜降	立冬小雪
四季	冬季		春季			夏季			秋季			冬季
十二消息卦	復	臨	泰	大壯	夬	乾	姤	遯	否	觀	剝	坤

　　二十四節氣導引雖然是為了健康養生，其實，在引領
身心體驗、感悟這些規律的同時，不知不覺中也學會了順
應天地的運行規律，提升了思維模式，開啟了生活智慧。
　　古人在千年前就已經開始了將二十四節氣與健身養
生相結合的實踐，在歷史的長河中傳承不絕如縷，時至今
日，更應該推陳出新、發揚光大，為傳統文化的全面復興
和中華民族的偉大復興貢獻新時代的力量。

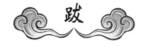

跋

　　梁鴻博士在其大作《中國在梁莊》的開頭寫下了這樣一段文字：「在很長一段時間內，我對自己的工作充滿了懷疑，我懷疑這種虛構的生活，與現實、與大地、與心靈沒有任何關係。我甚至充滿了羞恥之心，每天教書，高談闊論，夜以繼日地寫著言不及義的文章，一切都似乎沒有意義。在思維的最深處，總有個聲音在持續地提醒自己：這不是真正的生活，不是那種能夠體現人的本質意義的生活。這一生活與自己的心靈、與故鄉、與那片土地、與最廣闊的現實越來越遠。」

　　第一次讀到這段文字的時候，我馬上產生了一種很強烈的共鳴：這不是真正的生活！因為在很長一段時間裡，我也從事著梁鴻博士所說的「高談闊論，夜以繼日地寫著言不及義的文章」的工作，但我的內心是忐忑的，在這個資訊爆炸的時代獲取到一些或真或假、或有用或無用的資訊，自作聰明地連綴一些新名詞，自圓其說地建立起一個個空中樓閣，感覺很多時候是在做著欺人也自欺的遊戲。可怕的是，不知道有多少科研工作者把寶貴的時間和精力投入這「一場遊戲一場夢」中；更可怕的是，既得利益者們構建起一個個的小圈子沉溺並維護著這種自成一體、與

世無益的所謂「學術」生態。「這不是真正的生活，不是那種能夠體現人的本質意義的生活。」

文藝大師豐子愷在談到他的老師李叔同先生時曾說道：「我以為人的生活，可以分作三層：一是物質生活；二是精神生活；三是靈魂生活。物質生活就是衣食，精神生活就是文學藝術，靈魂生活就是宗教。」

當然對於我來說，追求生命的意義是一個太過宏大的課題，甚至我連「生命的意義是什麼」都還沒有搞清楚，但有一點是明確的，那就是我們從小就學過的一段話：「人最寶貴的是生命，生命每人只有一次，人的一生應當這樣度過：當他回憶往事的時候，他不會因為虛度年華而悔恨；也不會因為碌碌無為而羞愧……」

這是一個恥於談論理想的時代，彷彿理想是幼稚的代名詞；當「精緻的利己主義者」堂而皇之大行其道時，能不能與當下物質化的評價體系保持距離，能不能堅守發自內心的熱切渴望，能不能去除功利化的研究目的，真的需要揮動慧劍斬斷名利的大勇氣。

詩人食指曾寫下這樣一段詩句：「不管人們對於我們腐爛的皮肉，那些迷途的惆悵、失敗的苦痛，是寄予感動的熱淚、深切的同情，還是給以輕蔑的微笑、辛辣的嘲諷，我堅信人們對於我們的脊骨，那無數次的探索、迷途、失敗和成功，一定會給予熱情、客觀、公正的評定。」古人說：人過留名、雁過留聲。我希望能夠留下一些流傳久遠的文字，讓這些文字承載著我的努力、見解、

認知和思考，不管歲月怎麼變更，我希望它們都自有其價值存在，不會因為社會熱點的更迭而變成短平快的文化速食；我還希望多少年以後，我的後代們能夠拿著這本書追憶和敘說起很多年前的人和事，讓歷史具體、鮮活而生動。

希望這小小心願能夠順遂人意。

本叢書第一冊出版以後，在出版社和業內專家們的建議下，擬修改各冊書名如下：《八段錦養生智慧》（已出版），《二十四節氣導引》（已出版），《呼吸的養生智慧》（待出版），《五禽戲養生智慧》（待出版），《易筋經養生智慧》（待出版），《禪‧瑜伽‧太極拳》（待出版）。感謝讀者們的關心和支持，你們的厚愛是我奮力前行的最大動力！

牛愛軍

2019年4月謹識於深圳龍崗

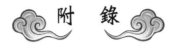

陳希夷《二十四氣坐功導引治病圖》

　　陳摶是生活在唐、五代十國和北宋的著名道士。據《宋史・隱逸上・陳摶傳》《宋史・藝文志》等記載，陳摶生於西元871年，逝於西元989年，先後被賜號「清虛處士（唐）」「白雲先生（後周）」和「希夷先生（北宋）」。《道德經》上說：「視之不見名曰夷，聽之不聞名曰希」，「希夷」有「虛寂玄妙、清靜無為」之意，故世稱其為「陳希夷」，著有《無極圖》《先天圖》《指玄篇》《陰真君還丹歌訣》等，言養生及內丹之事。

　　自明以來，署名陳希夷的《二十四氣坐功導引治病圖》廣為流傳。本附錄之圖文以文淵閣《四庫全書》所收錄明代高濂撰《遵生八箋》所繪坐功圖為圖示，以明代王圻、王思義撰《三才圖會》中文字為底本，動作依據二十四節氣及十二經脈進行，各勢均以節氣命名，其內容首言運主何氣與何臟相配，次述坐功方法，末載主治病症。坐功內容包括握固、托掌、按膝、捶背、伸展四肢、轉身扭頸等動作和叩齒、漱咽、吐納等方法。

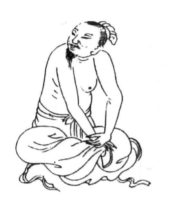

1. 立春正月節

運主厥陰初氣，時配手少陽三焦相火。宜每日子丑時，疊手按髀，轉身拗頸，左右聳引，各三五度，叩齒吐納漱咽。治風氣積滯，頸項痛、耳後肩臑痛。

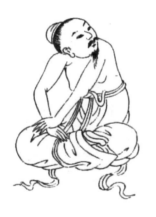

2. 雨水正月中

運主厥陰初氣，時配手少陽三焦相火。每日子丑時，疊手按脛，拗頸轉身，左右偏引，各三五度，叩齒吐納漱咽。治三焦經絡留滯邪毒、嗌乾及腫，噦，喉痹，耳聾，汗出，目銳眥痛，頰痛諸疾。

3. 驚蟄二月節

運主厥陰初氣，時配手陽明大腸燥金。每日丑寅時，握固、轉頸及肘後向頓掣，日五六度，叩齒六六，吐納漱咽三三。治腰脊脾胃蘊積邪毒、目黃口乾、鼽衄，喉痺暴啞、頭風牙宣、目暗羞明、鼻不聞臭、疿牙疙瘩。

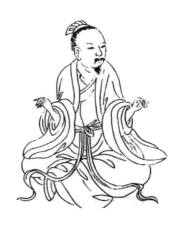

4. 春分二月中

運主少陰二氣，配手陽明大腸燥金。每日丑寅時，伸手回頭左右挽引各六七度，叩齒六六，吐納漱咽三三。治胸臆肩背經絡虛勞邪毒，齒痛，頸腫，寒慄，熱腫，耳聾耳鳴，耳後肩臑肘臂外背痛、氣滿皮膚殼殼然，堅而不痛或痰氣皮膚瘙癢。

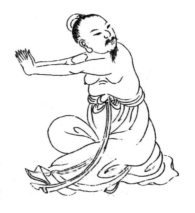

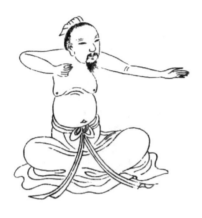

5. 清明三月節

運主少陰二氣，時配手太陽小腸寒水。每日丑寅時，正坐，換手左右各如引硬弓，各七八度，叩齒納清吐濁，咽液各三。治腰腎腸胃虛邪積滯，耳前熱，苦寒，耳聾，嗌痛，頸痛不可回顧，肩撥、臑折，腰軟肘臂諸痛。

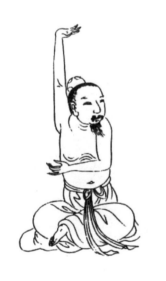

6. 穀雨三月中

運主少陰二氣，時配手太陽小腸寒水。每日丑寅時，平坐換手，左右舉托，移臂左右掩乳，各五七度，叩齒吐納咽漱。治脾胃結瘕淤血，目黃，鼻衄，頰腫頜腫，肘臂外後廉腫痛，臂外痛，掌中熱。

7. 立夏四月節

運主少陰二氣，時配手厥陰心包絡風木。每日寅卯時，閉息瞑目，反換兩手抑掔兩膝，各五七度，叩齒吐納咽液。治風濕留滯，經絡腫痛，臂肘攣急，腋腫，手心熱，喜笑不休，雜症。

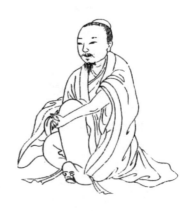

8. 小滿四月中

運主少陽二氣，配手厥陰心包絡風木。每日寅卯時，正坐，一手舉托，一手拄按，左右各三五度，叩齒吐納咽液。治肺腑蘊滯邪毒，胸脅支滿，心中憺憺大動，面赤，目黃，煩心心痛，掌中熱諸病。

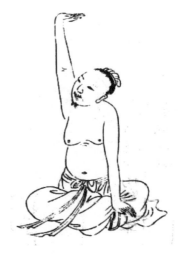

9. 芒種五月節

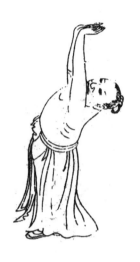

運主少陽三氣，配手少陰心君火。每日寅卯時，正立，仰身兩手上托，左右力舉各五六度，定息叩齒吐納咽液。治腎薀積虛勞，嗌乾，心痛，欲飲，目黃，脅痛，消渴，善笑善驚善忘，上咳吐下，氣泄，身熱而股痛，心悲，頭頂痛，面赤。

10. 夏至五月中

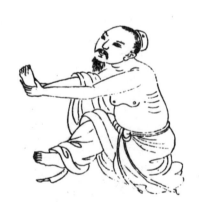

運主少陽三氣，配手少陰心君火。每日寅卯時，跪坐，伸手叉指屈腳，換踏左右各五七度，叩齒納清吐濁咽液。治風濕積滯，腕膝痛，臑臂痛，後廉痛厥，掌中熱痛，兩腎內痛，腰背痛，身體重。

11. 小暑六月節

運主少陽三氣，時配手太陰肺濕土。每日丑寅時，兩手踞，屈壓一足，直伸一足，用力掣三五度，叩齒吐納咽液。治腿膝腰脾風濕，肺脹滿，嗌乾，喘咳，缺盆中痛、善嚏，臍右小腹脹引腹痛，手攣急，身體重，半身不遂，偏風健忘，哮喘，脫肛，腕無力，喜怒不常。

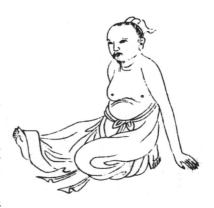

12. 大暑六月中

運主太陰四氣，時配手太陰肺濕土。每日丑寅時，雙拳踞地，返首肩引作虎視，左右各三五度，叩齒吐納咽液。治頭項胸背風毒，咳嗽上氣喘渴，煩心，胸滿，臑臂痛，掌中熱，臍上或肩背痛，風寒汗出，中風，小便數欠，溏泄，皮膚痛及麻，悲愁欲哭，灑淅寒熱。

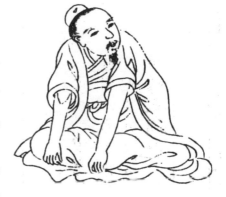

13. 立秋七月節

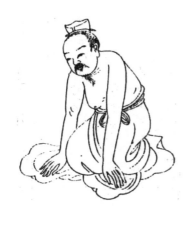

運主太陰四氣，配足少陽膽相火。每日丑寅時，正坐，兩手托，縮體閉息聳身上踴，凡七八度，叩齒吐納咽漱。專治補虛益損、去腰腎積氣、口苦，善太息，心脅痛不能反側，面塵體無澤，足外熱、頭痛，頷痛、目銳眥痛，缺盆腫痛，腋下腫，汗出振寒，疑力俠瘦結核。

14. 處暑七月中

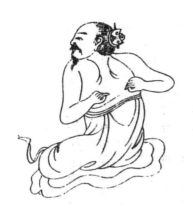

運主太陰四氣，時配足少陽膽相火。每日丑寅時，正坐，轉頭左右舉引就，返兩手捶背之上，各五七度，叩齒吐納咽液。治風濕留滯，肩背痛，胸痛，脊膂痛、脅肋髀膝經絡，外至脛絕骨、外踝前及諸節皆痛，少氣，咳嗽，喘渴上氣，胸背脊膂積滯之氣。

15. 白露八月節

運主太陰四氣，配足陽
明胃燥金。每日丑寅時，正
坐，兩手按膝，轉頭左右推
引，各三五度，叩齒吐納咽
液。治風氣留滯腰背經絡，
灑灑振寒，善伸，數欠，或
惡人與交，聞木聲則驚，
狂，瘧，汗出，鼽衄、口喎
唇胗頸腫，喉痹不能言，顏
黑，嘔，呵欠，狂欲上登而
歌。

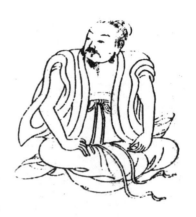

16. 秋分八月中

運主陽明五氣，配足
陽明胃燥金。每日丑寅時，
盤足而坐，兩手掩耳，左右
返側，各三五度，叩齒吐納
咽液。治風濕積滯脅、肋、
腰、股，腹大水腫，膝臏腫
痛，膺乳氣沖，股、伏兔胻
外廉、足跗諸痛，遺溺失
氣，奔響腹脹，脾不可轉，
膕似結，腨似裂。

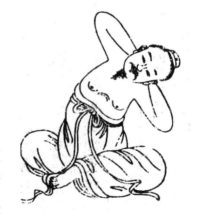

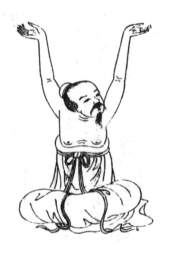

17. 寒露九月節

運主陽明五氣,配足太陽膀胱寒水。每日丑寅時,正坐,舉兩臂踴身上托,左右各三五度,叩齒吐納咽液。治諸風寒濕邪脅腋經絡動,沖頭苦痛,目似脫、項如撥,脊痛,腰折,痔、瘧,狂,癲痛,頭兩邊痛,頭囟頂痛、目黃淚出,衄衊、霍亂諸疾。

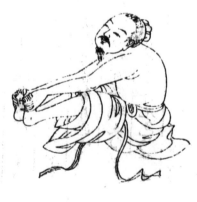

18. 霜降九月中

運主陽明五氣,配足太陽膀胱寒水。每日丑寅時,平坐,紓兩手,攀兩足,用膝間力縱而復收,五七度,叩齒吐納咽液。治風濕痹入腰、腳,髀不可曲,膕結痛,腨裂痛,項背腰尻陰股膝髀痛,臍反出,肌肉痿,下腫,便膿血,小腹脹痛,欲小便不得,藏毒,筋寒腳氣,久痔脫肛。

19. 立冬十月節

運主陽明五氣，時配足厥陰肝風木。每日丑寅時，正坐拗頸左右顧，兩手左右托，各三五度，吐納叩齒咽液。治胸脅積滯，虛勞邪毒，腰痛不可俯仰，嗌乾，面塵脫色，胸滿嘔逆飧泄，頭痛，耳無聞，頰腫，肝逆，面青，目赤腫痛，兩脅下痛，引小腹，四肢滿悶，眩冒。

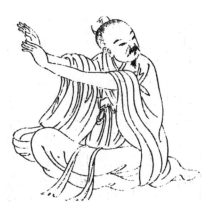

20. 小雪十月中

運主太陽終氣，配足厥陰肝風木。每日丑寅時，正坐，一手按膝，挽肘，左右爭力，各三五度，吐納叩齒咽液。治腕肘風濕熱毒、婦人小腹腫，丈夫潰疝，狐疝，遺溺，閉癃、血，睪腫睪疝，足逆寒胕，善瘈節時腫，轉筋，陰縮，兩筋攣、洞泄，血在脅下，喘，善恐，胸中喘，五淋。

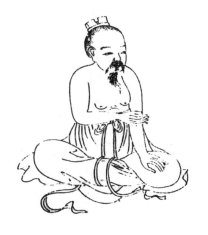

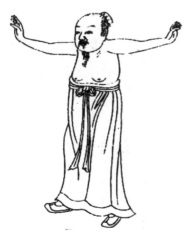

21. 大雪十一月

運主太陽終氣，配足少陰腎君火。每日子丑時，起身仰膝，兩手左右托，兩足左右踏，各五七度，叩齒吐納咽液。治腳膝風濕毒氣，口熱，舌乾，咽腫，上氣，嗌乾及腫，煩心、心痛。

22. 冬至十一月中

運主太陽終氣，配足少陰腎君火。每日子丑時，平坐，伸兩足，拳兩手按兩膝，左右極力，三五度，吐納叩齒咽液。治手足經絡寒濕，脊股內後廉痛，足痿厥，嗜臥，足下熱痛，臍左脅下、背、肩、髀間痛，胸中滿，大小腹痛，大便難，腹大，頸腫、咳嗽、腰冷如冰及腫，臍下氣逆，小腹急痛，泄，下腫，足胕寒而逆、凍瘡。

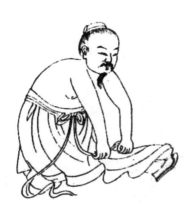

23. 小寒十二月節

運主太陽終氣，配足太陰脾濕土。每日子丑時，正坐，一手按足，一手上托，挽手互換，極力三五度，吐納叩齒漱咽。治榮衛積氣蘊，食則嘔，胃脘痛，腹脹，噦，瘧，飲發中滿，食減、善噫，身體皆重，食不下，煩心，心下急痛，溏瘕泄，水閉，黃疸，五泄，注下五色，大小便不通，面黃，口乾，怠惰，嗜臥，搶心，心下痞苦。

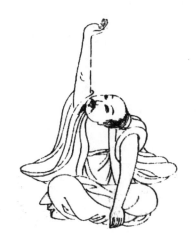

24. 大寒十二月節

運主厥陰初氣，時配足太陰脾濕土。每日子丑時，兩手踞床，跪坐一足，直伸一足，用力左右三五度，叩齒漱咽吐納。治經絡濕積諸氣，舌本強痛，體不能動搖或不能臥，強立股膝內腫，尻陰、臑胻、足背痛，腹脹，腸鳴，飧泄不化，足不收行，九竅不通，足胻腫若水。

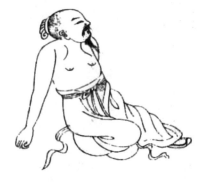

歡迎至本公司購買書籍

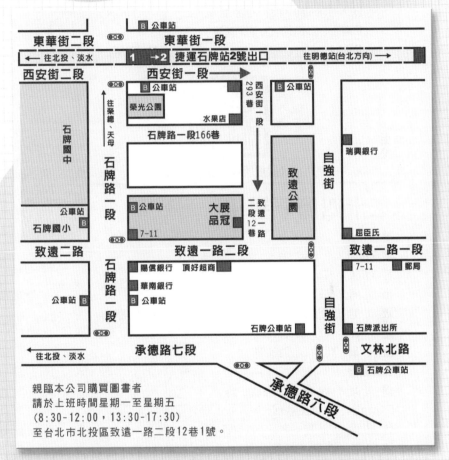

親臨本公司購買圖書者
請於上班時間星期一至星期五
(8:30-12:00，13:30-17:30)
至台北市北投區致遠一路二段12巷1號。

建議路線
1.搭乘捷運
　　淡水信義線石牌站下車，由月台上二號出口出站，二號出口出站後靠右邊，沿著捷運高架往台北方向走(往明德站方向)，其街名為西安街，約80公尺後至西安街一段293巷進入(巷口有一公車站牌，站名為自強街口，勿超過紅綠燈)，再步行約200公尺可達本公司，本公司面對致遠公園。

2.自行開車或騎車
　　由承德路接石牌路，看到陽信銀行右轉，此條即為致遠一路二段，在遇到自強街(紅綠燈)前的巷子左轉，即可看到本公司招牌。

國家圖書館出版品預行編目資料

二十四節氣導引／牛愛軍　著
──初版──臺北市，品冠文化出版社，2021 [民110.09]
面；21公分──（壽世養生；37）
ISBN 978-986-06717-2-8　（平裝）
1.養生　2.節氣　3.運動健康
413.21　　　　　　　　　　　　　110011032

二十四節氣導引

著　　者／牛　愛　軍

責任編輯／王　新　月

發 行 人／蔡　孟　甫

出 版 者／品冠文化出版社

社　　址／台北市北投區（石牌）致遠一路2段12巷1號

電　　話／(02) 28233123・28236031・28236033

傳　　真／(02) 28272069

郵政劃撥／19346241

網　　址／www.dah-jaan.com.tw

E-mail／service@dah-jaan.com.tw

登 記 證／北市建一字第227242號

承 印 者／傳興印刷有限公司

裝　　訂／佳昇興業有限公司

排 版 者／千兵企業有限公司

授 權 者／人民體育出版社

初版1刷／2021年（民110）9月

定　價／280元

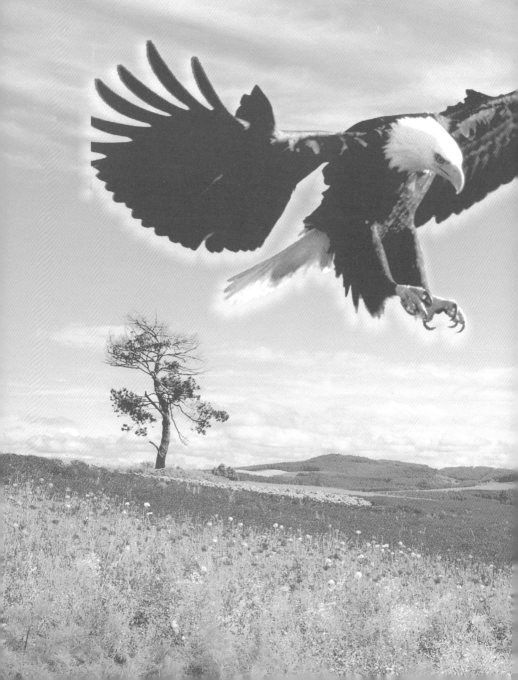

大展好書　好書大展
品嘗好書　冠群可期

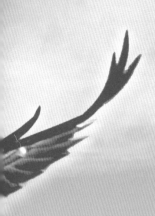

大展好書　好書大展
品嘗好書　冠群可期